L'HYGIÈNE
DE LA VIEILLESSE

ET LES

Conseils pour la Longévité.

CAUSERIES DU DIMANCHE

Par le Dr DEBOURGE,

Chevalier de l'Ordre de Léopold, Membre du Conseil d'hygiène
publique et de salubrité de l'arrondissement de Montdidier,
Membre correspondant de 27 Académies et Sociétés
savantes, lauréat de plusieurs Académies.

Soutenir l'organisme du vieillard, veiller
au maintien de ses forces, le soustraire à la
maladie, aux infirmités, à tous les genres
d'influences nuisibles, c'est rajeunir sa vieillesse, c'est lui permettre d'arriver aux limites
les plus extrêmes de la vie.

MONTDIDIER.

TYPOGRAPHIE MÉROT.

—

1869

Dr. Debourge

L'HYGIÈNE
DE LA VIEILLESSE

ET LES

Conseils pour la Longévité.

CAUSERIES DU DIMANCHE

Par le Dr DEBOURGE,

Chevalier de l'Ordre de Léopold, Membre du Conseil d'hygiène
publique et de salubrité de l'arrondissement de Montdidier,
Membre correspondant de 27 Académies et Sociétés
savantes, lauréat de plusieurs Académies.

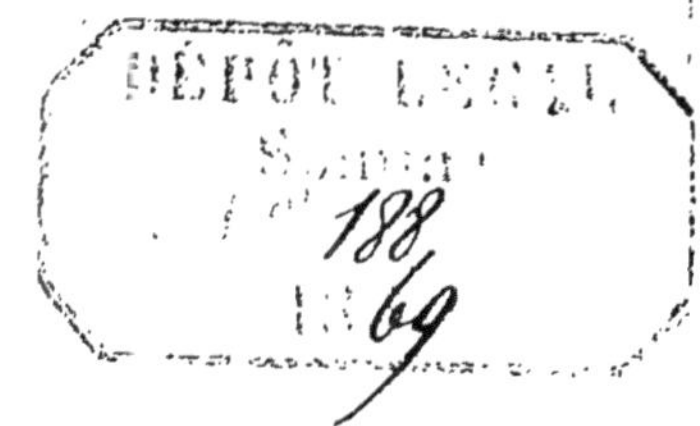

> Soutenir l'organisme du vieillard, veiller
> au maintien de ses forces, le soustraire à la
> maladie, aux infirmités, à tous les genres
> d'influences nuisibles, c'est rajeunir sa vieil-
> lesse, c'est lui permettre d'arriver aux limites
> les plus extrêmes de la vie...

MONTDIDIER.

TYPOGRAPHIE MÉROT.

1869

—

INTRODUCTION.

Nous avons déjà beaucoup causé, mes
chers concitoyens, pendant cent et une
soirées, je vous ai initiés à la belle science
de l'hygiène, et, toujours, je me suis
efforcé de semer mon sujet d'une foule de
choses utiles qui, si elles s'en écartaient
quelque peu, s'y rattachaient d'une manière intime par le bien qui devait résulter de leur application. J'ai pris pour
épigraphe de ces entretiens : « *Enseigner
au peuple les moyens de conserver sa santé,
c'est le doter de la plus précieuse de toutes
les richesses...* »

J'ai tout particulièrement consacre un
certain nombre de nos soirées à des considérations pratiques sur les habitations
insalubres, sur les dangers que présentent
de telles demeures et sur les principaux moyens à mettre en usage pour
leur assainissement. Je vous ai dit,
messieurs, et vous l'avez retenu, je l'espère : « *Assainir sa demeure, c'est vivifier*

son sang, *c'est se prémunir contre les plus dangereuses , les plus dépopulatrices des maladies, c'est s'assurer une plus longue existence...* »

J'ai appelé toute l'attention des pères de famille et des éducateurs de l'enfance sur une habitude des plus meurtrières qu'ils sont susceptibles de rencontrer presq''à chacun de leurs pas, habitude qui , le plus ordinairement , naît avec l'adolescence, bien qu'on puisse la rencontrer beaucoup plus tôt, et à laquelle il importe absolument de barrer le chemin: il y va du bonheur des familles, de la beauté, de la force ou de la dégénération de l'espèce; il y va de l'intégrité physique, morale et intellectuelle de l'individu, de sa vie, de sa mort ou de l'état de souffrances du reste de ses jours. Je vous reproduis ici ce qu'à cette occasion je vous ai dit ailleurs : « *Cette habitude épuise, énerve, abâtardit, abélit, désorganise, tue...* »

Dans une autre suite de causeries, j'ai enseigné aux jeunes mères les mille et un préceptes qu'il leur importe de suivre dans l'éducation physique, morale et intellectuelle de leurs enfants. J'ai voulu, par le cœur de la femme, retremper la famille, régénérer le monde : j'ai voulu, par l'hygiène, la santé, la force, la plus grande somme de bien-être pour tous...

J'ai pris pour devise de ces causeries :
« De l'éducation physique, morale et intel-
lectuelle de l'enfance, dépendent beaucoup
plus que généralement on ne se l'imagine, la
bonne et la mauvaise santé, les bons ou les
mauvais penchants, la force ou la faiblesse,
le bien ou le mal du reste de la vie. »

Abordant un sujet d'une immense
portée, le sujet de l'ivrognerie, j'ai voulu
éloigner de mes concitoyens, de l'humanité entière, le plus affreux, peut-être,
de tous les fléaux ; je fus assez heureux
pour que mon travail obtînt le prix du
concours ouvert sur cette grave question
par la société médicale d'Amiens (1863).
J'avais pris pour base de mon mémoire :
« L'alcoolisme, c'est le désordre physique,
moral et intellectuel; c'est l'abrutissement de
l'individu, c'est la décadence de la famille,
c'est la dégénération de l'espèce , c'est la
souffrance, c'est la maladie, c'est la mort...
C'est la ruine, le crime, la misère, le dé-
nûment ; c'est un affreuse calamité pour
tous... »

Depuis que je m'occupe d'hygiène populaire (5 mai 1851), j'ai constamment
exprimé le regret que l'hygiène ne fît
point partie de l'enseignement que l'on
donne aux enfants. J'ai voulu remplir
cette lacune, et j'ai écrit pour les mères
de famille et pour les instituteurs : Les

causeries maternelles et scolaires sur l'hygiène, petit ouvrage qui, on me l'assure, a produit quelque bien. On lit en tête de ce travail : « *Enseignez de bonne heure à l'homme ce que vous voulez qu'il n'oublie de sa vie.* » Cette pensée dit assez toute l'importance que j'attache à cette partie de l'instruction que je considère comme la meilleure sauvegarde de la santé, du bien-être et de l'avenir des individus...

Une maladie terrible : le rachitisme, peut être prévenue par l'alimentation, il dépend de la sollicitude des mères de faire disparaître cette hideuse et si dépopulatrice affection. J'ai enseigné à ces dernières ce qu'il leur importe de faire pour cela. Je leur répète ici : « *L'alimentation peut donner le rachitisme aux jeunes enfants, elle peut aussi les y soustraire.* » Donc, aux personnes qui les élèvent à s'opposer au développement de cette affreuse maladie...

Frappé de plus en plus de l'effrayante mortalité des nouveau-nés, voulant, autant qu'il était en moi, répondre au vœu le plus cher des familles et contribuer à la richesse des États, je me suis occupé de ce grave sujet de recherches, et j'ai fait connaître les moyens les plus propres à s'opposer à cette mortalité. J'ai voulu aussi que mon travail devînt le complément de mon livre des jeunes mères qui datait déjà de plusieurs années. Je me suis basé sur la pensée que voici : « *Faire connaître aux jeunes mères les avantages de l'allaitement maternel et les dangers de l'allaitement artificiel, c'est puissamment leur venir en aide dans l'accomplissement de la sublime mission que la Providence elle-même leur a demandé de remplir, c'est en même temps soustraire des milliers de nouveau-nés à la mortalité qui les frappe.* »

Enfin, tout récemment, j'ai voulu, mes bons amis, vous initier à la recherche des principales falsifications des substances alimentaires et de plusieurs autres produits à notre usage. Ma pensée a été de vous faire de l'hygiène encore, de vous soustraire a une foule de maladies pouvant être dues à l'usage des substances nuisibles, délétères, susceptibles même de donner la mort. La *falsification*, vous ai-je dit, *c'est un vol, et, en même temps, c'est un attentat contre la santé publique.*

Je ne vous parle pas des conseils sur la vaccine et les revaccinations dont, lors d'une grave épidémie de petite vérole qui sévissait dans notre arrondissement, dont j'ai confié la reproduction au *Propagateur*. La plupart d'entre vous, j'en suis sûr, ont encore entre les mains les petites brochures que j'ai fait distribuer à cette occasion.

Aujourd'hui , pour mettre la dernière main à mon œuvre d'*hygiéniste populaire*, pour compléter nos nombreux entretiens, je vais vous parler de l'HYGIÈNE DE LA VIEILLESSE, et rechercher s'il ne serait pas possible de retarder cette dernière , d'en atténuer les plus fâcheux effets, de la faire vieillir elle-même, si je puis ainsi m'exprimer, et de reculer loin, bien loin, le terme aujourd'hui si rapproché de la vie. Pour moi, — et je tiens à l'établir de suite, — je suis persuadé qu'on peut arriver à la réalisation de cet idéal de bien, de progrès et de félicité pour tous...

L'épigraphe que je prends et qui vous est toute présente, vous fait connaître de suite les bases sur lesquelles seront assises ces nouvelles causeries.

J'avais pris l'homme au seuil même de la vie ; depuis près de 18 années, dans de nombreuses conférences, qui sont devenues 9 petits volumes, je lui ai enseigné l'hygiène qu'il convient de suivre, suivant les âges, le sexe, le tempérament, les climats, les saisons, les professions, les besoins de l'organisme, les circonstances particulières dans lesquelles il peut se trouver : maladie, convalescence, etc., je ne devais pas l'abandonner dans cette dernière période où il a besoin d'une hygiène plus sévère et plus minutieuse que jamais: d'où les entretienset le 10* petit ouvrage d'aujourd'hui.

Je profiterai de cette nouvelle occasion que j'ai de m'entretenir avec vous, messieurs, pour réparer certaines omissions qui se sont produites dans la rapidité de nos autres causeries; à cause de mes nouveaux auditeurs, force me sera de revenir quelque peu sur les choses que vous connaissez déjà; celles de ces choses qui ne me paraîtront pas avoir été suffisamment touchées; je ferai en sorte, en les retouchant, de leur donner un nouvel intérêt; j'espère donc que vous ne regretterez pas de m'y voir revenir.

Si, dès son entrée dans la vie, l'homme était élevé de manière à ce que la dose de puissance vitale qu'il apporte en naissant; loin d'avoir à souffrir, à perdre de sa force, augmentât même de tout ce qu'il lui est donné de gagner; si toujours il se soumettait exactement, religieusement, aux règles d'une sage hygiène; si ses sentiments, ses mœurs, ses passions ne s'écartaient pas trop de ce que veulent les lois de la morale, de l'équité, de l'honneur, de la conscience, de tout ce qui rend digne, humain et vertueux; s'il foulait aux pieds cette foule de préjugés qui l'asservissent et qui l'aveuglent ; si, de la sorte, il éloignait de lui tant de choses qui le minent, le rendent malade, l'usent, le tuent, il conserverait la force primitive et saine de son corps, il conserverait le calme, la paix et la félicité de son âme, et il reviendrait à cette longévité qui reste de plus en plus loin derrière l'humanité d'aujourd'hui, que l'on ne rencontre plus guère que comme de bien rares exceptions; il reviendrait en même temps à des jours meilleurs, à cette vie douce, heureuse, toute de bien, qui, elle aussi, s'enfuit, et de plus en plus loin chaque jour.

Que l'homme ne l'oublie jamais, la mauvaise hygiène du premier âge, les mauvais penchants d'une jeunesse fiévreuse, aveugle, qui s'enivre sans mesure de plaisirs, de voluptés, qui se laisse entraîner à tous les genres d'excès ; les passions brûlantes d'un âge mur irréfléchi, qui parcourt la même voie, ce sont de terribles dettes que contractent ces trois âges, des dettes dont les intérêts écrasent, et qui, si elles ne sont pas payées à plus courte échéance, doivent être soldées par la vieillesse déjà si pauvre ; mais alors, le paiement de telles dettes, c'est la ruine, c'est la mort!... Payer de sa propre vie les fautes de l'âge, de l'accroissement et de la force! que de réflexions cette pensée doit faire surgir dans l'esprit des mères et dans celui des individus...

Vos femmes, messieurs, éleveront leurs enfants d'après les conseils qui leur ont été donnés: elles feront profiter la génération qu'elles produisent, de tout ce que le cœur d'une mère, éclairée par la science, peut ajouter au lait vivifiant de son sein. Elles mettront leurs nouveau-nés à l'abri des mille maux dont ils sont menacés; elles combattront efficacement leur affreuse mortalité, elles feront disparaître les hideuses difformités qui font le désespoir de tant de familles ; elles sèmeront dans l'intelligence naissante de leurs enfants ces germes précieux d'une hygiène à laquelle il importe de les initier en jouant avec eux; elles veilleront à la conservation, à la régénération de l'espêce, elles accompliront dignement la mission sublime que l'éternel a confiée à leur incessante et impérissable sollicitude. Vous, vous suivrez à la lettre tous les enseignements qui ont fait l'objet de nos causeries; vous aurez constamment à l'esprit ce que je vous ai dit de l'alcoolisme ; comme moi, vous jetterez une grosse pierre au front du monstre, ou vous l'é-

crasérez sous vos pieds; vous vous sou-
viendrez à l'occasion du mémento que je
vous ai mis entre les mains et qui peut
tant pour l'avenir de vos enfants, et
après avoir rempli tous ces devoirs,
suivi tous ces préceptes, vous vous
assurerez une santé généralement très-
bonne, vous resterez jeunes bien longtemps, votre vieillesse, quand elle ar-
rivera, sera comme de la jeunesse encore,
votre existence s'étendra bien au-delà de
la moyenne actuelle; vous arriverez au
port comme chaque jour vous arrivez au
sommeil, en quelque sorte à votre insu :
vous vous endormirez calmes dans le
sein de l'éternité... Enfin, et ce n'est pas
le résultat le moins précieux de tous ceux
que j'ambitionne, votre santé n'ayant eu
que bien peu à souffrir, votre cœur étant
resté en dehors de tant de passions toujours si préjudiciables, votre conscience
n'ayant pu élever aucun cri de détresse
ni de remords, vous aurez joui des plus
précieux de tous les biens qu'il soit
donné à l'homme de posséder... Prêtez-
moi donc une fois encore toute cette bien-
veillante attention à laquelle vous m'avez
habitué; suivez-moi pas à pas dans la voie
qu'il nous reste à parcourir, vous arrivez
au but; vous arriverez au bien-être, à la
belle vieillesse, à l'extrême longévité que

je vous souhaite, et le chemin que je vous
aurai fait suivre c'est, soyez-en sûrs, le seul
qui mène au véritable bonheur... Gravez
profondément dans votre cœur la pensée
par laquelle je veux clore ce premier entretien, et que cette pensée soit le guide
de toute votre vie, aucune déception ne
vous attendra au port : « *On vieillit et l'on
meurt si vite, à cause de son mauvais régime,
à cause de ses mauvais penchants, de l'usure
des passions, et parce que l'on vit trop tôt...*

—

Considérations générales.

—

Comme vous êtes nombreux ce soir, messieurs, je le vois, l'importance du sujet augmente le nombre de mes auditeurs. Les personnes qui touchent à la vieillesse veulent apprendre quels sont les soins hygiéniques qu'il leur importe de prendre, celles qui sont moins âgées veulent se créer un fonds d'avenir, veulent connaître, par anticipation, ce qu'elles auront à faire un jour, si ce jour leur est donné... Chacun voudrait voir s'éloigner le moment si redouté, si terrible, qui fait que l'on n'est plus...

Quand on étudie la durée de la vie humaine aux différentes époques, et depuis la création jusqu'à nous, on est douloureusement frappé de ce que l'on constate, et l'on se demande nécessairement pourquoi l'homme vivait si longtemps dans les premiers âges, et pourquoi son existence est si courte aujourd'hui ?.

Sans rechercher si Adam, le Père, la souche commune de toute l'espèce, a réellement vécu 930 ans, ou s'il n'en a vécu que 232, suivant les dires des savants qui prétendent que dans les temps mal définis de l'existence du premier homme et des premières générations qui ont surgi, les années n'étaient que de trois mois; toujours est-il qu'une foule de faits, minutieusement recueillis par l'histoire, ne permettent aucun doute sur des longévités qui laissent bien loin derrière elles, celles des longévités que, le plus ordinairement, on rencontre aujourd'hui

La Bible nous donne, en Syrie, dans la famille d'Abraham, des faits de longévité dont je ne dois pas omettre de vous dire un mot. Abraham a vécu 175 ans, Sara, sa femme, 127 ans et leur fils Isaac 180 ans.

Mais on voit dans les récits des temps cyclopéens de la Grèce et de l'Egypte (8e siècle avant Jésus-Christ), que les traditions chinoises et indoues autorisent à affirmer que déjà les centenaires étaient regardés avec admiration.

Je lisais hier que la vie s'est étendue à 152 et même à 169 ans. Ce sont là de ces exemples extrêmes qui, à mesure qu'on les rencontre, ne peuvent être considérés que comme de remarquables exceptions. Si l'on cousulte, du reste, les notices nécrologiques publiées chaque année par les journaux, on constate des faits de longévité qui, s'ils ne vont pas si loin, n'en sont pas moins très-enviables. Tenez, constatez avec moi ceux des cas de longévité de 1855 ; vous le voyez, en France, ils sont de 38 où la vie s'est prolongée de 100 à 121 ans; à l'étranger, nous en comptons 25, dont un s'est étendu à 139 ans.

Au moment où le prote compose ces lignes, j'emprunte à un journal du 15 du courant les nouveaux faits que voici :

A Lacroix-Bronchin, une femme vient de mourir à l'âge de 105 ans. Quinze jours avant sa mort cette femme enfilait encore son aiguille sans le secours des lunettes. Son mari, qui vit encore, est âgé de 103 ans.

Il vient de mourir à Toulouse une femme de 101 ans, dont la fille est âgée de 81 ans. Il n'y a donc pas de raison pour que l'on ne puisse arriver à des cas beaucoup plus nombreux. Mais à Dieu ne plaise, messieurs, que vous pensiez me voir dérouler devant vous toutes les réflexions, toutes les observations que ce sujet de la longévité comporte, et cela, dans l'intention d'arriver à la solution complète de l'importante question qu'il

soulève; je le confesse en toute humilité,
une pareille tâche serait au-dessus de ma
faiblesse, je ne vais pas si loin. J'aurai
atteint mon but, à moi, si j'ai eu le
bonheur de contribuer pour une petite
part à reculer jusqu'aux limites permises
par la Providence, les bornes actuelles de
la vie de mes semblables ; si j'ai pu faire
que ces bornes soient atteintes par le plus
grand nombre, si elles ne peuvent l'être
par tous; si j'ai pu les préserver dans
leur vieillesse, des misères de tous les
genres, des maladies, des infirmités, **de**
tout ce qui empoisonne le reste de leurs
jours; et si le premier effet de mes conseils s'est fait plus particulièrement sentir
sur mon arrondissement auquel je
fais hommage de mes causeries **et**
sur mes concitoyens, à l'ombre de l'amitié,
et en vue de l'intérêt desquels celles-ci
ont surtout dû de naître.

L'homme primitif n'était pas ce qu'est
l'homme d'aujourd'hui. A son apparition
sur le globe, il était grêle, velu,
laid, plutôt instinctif qu'intelligent ; il
était donc bien loin de présenter les formes
suaves, l'état intellectuel et moral **du**
couple type que nous avons sous les yeux.
La main du temps a repétri, façonné,
poli l'argile qui le constituait, les siècles
ont perfectionné son esprit, son cœur **et**

son âme; les découvertes récentes de la géalogie donnent raison à l'hypoihèse qui soumet l'être humain à la loi de perfectionnement que le créateur lui-même a tracée de son doigt. Seulement, peu à peu, l'homme a vu ses besoins se multiplier, ses passions devenir plus fortes et plus impérieuses, et, à tel point, qu'on se demande si les frottements de la civilisation, si les raffinements des jouissances de la vie n'ont pas été poussées trop loin, ne deviennent pas un obstacle à la longévité que l'on veut.

Je dois vous le dire de suite, mes bons amis, il résulte de documents scientifiques précis que la durée normale de la vie peut s'établir d'après celles de l'accroissement de l'individu... Cet accroissement dure jusqu'à l'époque où le système osseux est complet, c'est-à-dire jusqu'à ce que les os soient réunis à leurs épiphyses, ne présentent plus rien de cartilagineux à leurs extrémités. C'est généralement à l'âge de 20 ans que ce travail est terminé. On a calculé que la durée de la vie peut être de 5 fois autant que l'époque de cet accroissement complet; c'est donc 100 ans que l'homme peut vivre, s'il est d'une bonne constitution, et s'il a bien su se conserver.

Les mêmes données de multiplication

peuvent être appliquées de la même manière aux divers animaux.

Quand je fais intervenir la bonne constitution comme un élément puissant de la *longue vie*, ce principe est loin d'être absolu: on voit tous les jours des personnes très-délicates , d'une mauvaise constitution même, vivre très-longtemps: *Pot cassé dure toujours*, dit-on de toutes parts; cela tient au grand soin que l'on en prend ; de même pour les hommes faibles qui savent ne rien faire contre l'état dans lequel ils se trouvent, qui, au contraire, font tout pour se fortifier. Vous pourriez, messieurs, recherchant dans le passé comme dans le présent, constater par vous-mêmes un certain nombre de longévités dans les conditions dont je vous parle. Nous avons en ce moment dans notre commune et dans nos environs, plusieurs de ces exemples. Pour ne vous parler que d'un seul d'entre eux, dites-moi quel est celui qui n'envie pas la santé, l'intelligence, le grand âge (il touche à 90 ans), de l'excellent concitoyen, aimé de tous, que nous rencontrons tous les jours, droit comme un i, la jambe solide, la mémoire intacte, le crâne à peine dénudé, les cheveux presque noirs encore, faisant à pieds le voyage de Montdidier, aller et retour (16 kilomètres). La vie calme, l'existence incessamment occupée, la sobriété en toutes choses de ce beau vieillard, donne le secret d'une vie qui promet de se prolonger encore bien long-temps; tout porte à espérer qu'il augmentera le nombre des centenaires. L'histoire a transmis à tous un remarquable exemple de longévité que l'on aime à reproduire: je veux parler de celle de Cornaro.

Bien que né avec une constitution très-faible, Louis Cornaro, jusqu'à l'âge de 35 ans, s'était abandonné aux excès de la table et à tous les autres genres d'excès. Prévenu par ses médecins que s'il ne mettait ordre à sa conduite, il lui restait à peine deux ans à vivre ; il se le tint pour dit, et changea de tout au tout : sa sobriété finit même par paraître à son tour un excès susceptible de le tuer; loin de là, il vécut cent ans. Vous voyez combien peut une volonté ferme et à quel résultat elle peut mener. Poursuivons :

Nos jalons posés comme nous venons de le faire, nous étudierons ensemble quels sont les moyens qui peuvent nous faire arriver à cette belle, à cette verte et intelligente vieillesse dans laquelle on re-te jeune encore, et vers laquelle chacun doit tourner ses plus ardentes aspirations. Cette vieillesse, c'est le port, c'est le terme, c'est l'extrémité de cette longue chaîne que

l'on nomme la vie, qui, parvenue jusqu'au
dernier chaînon, redevient le néant tout
aussitôt que celui-ci se brise sous le faix
des années, enfin devenu trop lourd...
Cette vieillesse, courbons-nous très-hum-
blement devant elle, elle est irrévocable,
elle vient de Dieu... Ce que nous voulons
surtout éviter et combattre, je le répète, ce
sont ces vieillesses précoces, pantelantes,
béquillardes, pleines d'amertumes, semées
d'angoisses, de souffrances, d'infirmités :
celles là ne sont point dans la nature, à
moins d'une constitution native par trop
mauvaise et qu'il est impossible de mo-
difier, elles ne viennent que de nous.

Pour arriver efficacement à la curation
d'un mal quelconque, le médecin recherche avec le plus grand soin quelles
sont les causes auxquelles est dû celui
qu'il doit combattre, et il déduit des désordres, soit fonctionnels, soit organiques,
que ce mal traîne à sa suite, quels sont
les moyens thérapeutiques qu'il convient
de lui opposer. De même, ici, l'hygiéniste
sent-il l'impérieuse nécessité de pénétrer
de l'œil, si je puis ainsi m'exprimer,
jusque dans la trame même de chacun
des organes, et de scrupuleusement interroger ceux-ci sur les causes qui les ont
amenés à un pareil état, et sur celles qui
leur font produire de semblables effets.

Depuis l'instant où la poitrine de l'homme se soulève pour la première fois au souffle vivifiant de l'atmosphère qui le frappe, jusqu'à celui où cette même poitrine s'affaisse glacée sous le dernier et suprême effort qui plonge celui-ci dans l'eternelle immobilité: depuis la naissance jusqu'à la mort, la vie présente un tout continu, sans interruption, à marche incessamment incessante. Cependant, pour plus d'intelligence, on a fait dabord les quatre âges que chacun connaît: enfance, adolescence, âge viril, vieillesse. Puis on a plus particulièrement adopté la division en trois périodes, suivant que dans l'évolution organique de l'être, le mouvement de composition l'emporte sur le mouvement de décomposition ; suivant que ces deux mouvements se balancent dans un même équilibre, ou que le mouvement de décomposition, l'emportant à son tour sur le mouvement contraire, ce sont les pertes qui viennent prédominer, d'où: périodes d'accroissement, période d'état, période de déclin. La première de ces périodes s'étend depuis la naissance jusqu'à 20 ans, la deuxième se prolonge jusqu'à 60, et la troisième va jusqu'au moment où l'on cesse d'exister. Cette période c'est bien là cet hiver de la vie que nous voudrions voir s'adoucir, et dont nous ai-

merions tant à voir s'éloigner les bornes.
Je ne vous parle point de l'automne de la
vie, celui-ci comprend les dix années qui
précèdent la soixantaine, et que l'on
nomme généralement *l'âge de retour*.

Quand, après avoir gravi les hauteurs
de la pente, à tant de places, si rocailleuse
de la vie, l'homme arrive enfin sur le
versant occidental qu'il lui reste à descendre et qu'il ne remonte jamais, si la
jambe lui paraît encore solide, si son pied
reste ferme, il ne tarde point à s'apercevoir que la pente devient de plus en
plus rapide, de plus en plus glissante,
qu'il doit faire d'incessants efforts pour
s'y maintenir et ne pas disparaître de
sitôt dans ce fleuve de l'éternel néant,
dont les flots roulent au-dessous de lui,
de bien loin encore, croit-il, mais qui,
fatalement, doit engloutir les unes après
les autres chacune des générations.

A toutes les époques de la vie, l'homme
est incessamment à la recherche du
bonheur; il l'aperçoit, il le saisit, il le
possède; le lendemain, ce bonheur n'est
déjà plus le même, il lui glisse des mains,
et s'enfuit au loin, il disparaît derrière
les brouillards du passé, il ne le voit
plus qu'avec l'œil du souvenir; s'il se met
de nouveau à sa recherche, s'il reprend
sa marche en avant, il le revoit plus ra-

dieux à travers les mirages de l'avenir;
il court, il court, essoufflé, haletant, il
l'atteint, il le presse, il ne le laissera plus
s'éloigner; il boit à longs traits la coupe
qu'il tient d'une main ferme, crispée,
convulsive; mais, oh douleur! cette coupe
se brise, l'étreinte était trop forte; la
divine liqueur s'échappe, il n'en reste
plus rien!... Le bonheur n'est donc pas
de ce monde, c'est une fumée qui disparaît au premier vent; Dieu seul sait si,
quand l'homme aura franchi la barrière
de la vie, il le retrouvera de l'autre côté.
En attendant, comme le bonheur est indispensable à la santé comme à la pro-
longation de l'existence, si nous voulons
le fixer pour un temps plus long auprès
de nous, soyons sobres d'y toucher,
soyons sages, soyons prudents, surtout ne
brisons pas la coupe qui le renferme...
De même de toutes les choses de la vie,
usons, n'abusons pas, nous les possé-
derons jusqu'à la plus extrême limite à
laquelle il soit donné d'atteindre.

Afin de faire mieux ressortir devant
vous, messieurs, ce que peut une sage
hygiène dans la longévité des hommes,
je vais vous narrer en quelques mots un
fait bien parlant, d'une logique incon-
testable, qui vous frappera, j'en suis sûr:

Un jour, un empereur du Japon mit au

concours, et avec un prix magnifique qui excita toutes les convoitises des savants de ses vastes états, la question que voici :

« Par quels moyens les bourgeois d'une commune pourraient-ils s'enrichir sans peine et sans travail ? »

Voilà qui serait beau, assurément, et qui conviendrait à un très-grand nombre, n'est-ce pas ?

Eh bien ! le secret est trouvé, écoutez:

1° Ne plus admettre aucun étranger dans la commune; 2° marier entre eux les enfants des mêmes familles; 3° établir beaucoup de cabarets; 4° laisser les boues et les ordures dans les rues, les cours, les maisons ; 5° enfin, enterrer les morts au milieu du village. Nous connaissons bon nombre de communes au milieu desquelles les cimetières sont encore conservés.

N'est-il pas vrai que le moyen est infaillible, et que, d'après tout ce que je vous ai enseigné, il vous est extrêmement facile d'en donner vous-même l'explication :

— La présence d'étrangers dans une commune augmente nécessairement le nombre des habitants, quand c'est tout le contraire à quoi il importe d'arriver.

— Les mariages entre consanguins affaiblissent et détruisent les races: voilà un excellent moyen de venir en aide au premier.

— Les nombreux cabarets! de plus en plus fort; vous connaissez tous, les dangers des alcooliques; vous savez que rien ne porte de plus cruelles atteintes à la santé physique, à la santé morale, à la santé intellectuelle des individus, et vous vous rappelez combien la procréation en état d'ivresse est fatale à l'espèce.

— L'insalubrité de l'air extérieur que l'on respire, celle des lieux que l'on habite, enfante des épidémies qui enlèvent des masses d'individus.

— Enfin, le cimetière au milieu du village, vient renchérir encore sur tout cela par les exhalaisons pestilentielles qui se chargent de tuer la plupart de ceux qui avaient échappé aux autres causes de destruction.

Après un certain nombre d'années des moyens qui obtinrent le prix, la population à laquelle appartenait toutes les maisons, toutes les terres, toutes les richesses communales, se trouvant réduite a quelques familles seulement, celles-ci furent forcément riches ; elles avaient tout hérité de ceux qui sont morts. Mais gare à leur tour!... Et puis, en attendant, il faut nécessairement que l'une des conditions du concours soient maintenue.

S'il n'y a plus de boulanger, de tailleur, de cordonnier, de travailleur d'aucun genre, force est, à ceux qui restent, de deve ir tout cela eux-mêmes : il faut manger, il faut se vêtir, il faut se chauffer, il faut travailler pour soi... Vous le voyez, messieurs, une médaille si brillante de loin, a un bien vilain revers! L'hygiène, le travail, la conduite, donnent aussi la richesse, et cette richese, du moins, n'est attentatoire ni à la vie de ses semblables ni à sa propre existence. Merci de la recette donnée aux japonais, ce n'est point ainsi que nous entendons la vie. Nous mettrons à profit la leçon. Mais laissons ces considérations, entrons plus directement au cœur même de la question, et retirons en tout ce qu'il sera permis à notre faiblesse; d'autres viendront, qui combleront la lacune... Le bien, si petit qu'il puisse être, toujours enfante le bien; et, ici, l'humanité entière a trop d'intérêt à la chose pour ne pas en demander une solution plus complète à ce progrès immense qui, de nos jours, est devenu le père de tant d'inespérés prodiges..... Nous en resterons là pour aujourd'hui.

DES PHÉNOMÈNES PARTICULIERS AMENÉS PAR LA VIEILLESSE.

—

Les rides, ces légères égratignures de l'âge, et les cheveux blancs, ce cortége qui leur est habituel, tels sont les premiers phénomènes qui révèlent à l'homme que déjà il n'est plus ce qu'il se croit encore, que bientôt il lui faudra s'apprêter à descendre les degrès qu'il avait franchi jusque là.

On se cabre, on se révolte d'abord contre les nouveaux venus, contre les cheveux blancs surtout qui marquent davantage, et, vite, on saisit, on detruit et l'on jette au feu tous ces importuns, l'ordre est rétabli... Mais bientôt le poste est repris, tant pis pour les rebelles : iis passent, eux aussi, par le fil des mêmes armes... Cependant l'insurrection recommence de plus belle, la place entière se trouve envahie, et force est bien alors de se rendre. On se rend donc enfin; il n'est que trop évident que ce serait folie de vouloir combattre davantage.

On s'était résigné à la nouvelle couleur de ses cheveux, on allait même jusqu'à trouver qu'ils seyaient à merveille quand, oh! nouveau tourment, on s'aperçoit qu'ils s'éclaircissent de jour en jour, et tellement qu'il n'est plus possible de se dissimuler qu'on touche au moment où l'on va se trouver frappé de calvitie.

A leur tour, les quelques rides à peine visibles qui d'abord avaient paru, se creusent davantage ; leur nombre va croissant, on se plisse de toutes parts, et la peau, qui depuis quelque temps déjà avait perdu de son velouté, de sa fraîcheur juvénile, devient terne, jaunâtre, perd de sa souplesse, durcit, va se desséchant. Les sécrétions sébacées et transpiratoires, diminuant considérablement, il en résulte que les corpuscules extérieurs se fixent à sa surface, d'où , des irritations et diverses éruptions.

Et les dents, donc? on avait supporté déjà un certain nombre de pertes, on voit se déchausser, s'allonger, s'ébranler, vaciller celles qui restent , on ne peut plus manger; on voit ses dents disparaître une à une, et ceux qui le peuvent ont recours à l'art du dentiste , aujourd'hui porté si loin. Mais qu'on ne s'illusionne pas trop cependant, malgré cet immense progrès, les nouvelles dents donneront de nouveaux soucis, jamais elles ne vaudront celles que l'on a perdues.

Au premier abord, messieurs, on pourrait penser que c'est la peau qui vieillit la première puisqu'elle devient le siége des premières détériorations, et quand rien encore ne vient nous dire: « Prends garde, tu vieillis. » Il n'en est rien cependant. Chacun de nos organes a reçu son atteinte également; et le temps, l'impitoyable temps, dans son vol si impétueusement rapide, les a tous refroidis de son aile en passant. Circulation, respiration, digestion, sécrétions, exhalations, perceptions , vie intérieure , vie de relations, tout perd, tout s'allanguit, tout, chaque jour, fait un pas rétrograde, prend la voie qui conduit à des désordres plus grands.

Maintenant, voyons donc quelles sont les maladies plus particulières aux vieillards ; c'est, ce me semble, le meilleur moyen d'arriver à se faire une idée juste de l'hygiène dont ceux-ci doivent religieusement s'appliquer les préceptes.

Les maladies de la tête sont : les congestions cérébrales, l'apoplexie avec ses conséquences , l'endurcissement et le ramollissement du cerveau. J'ajoute que si le cerveau éprouve des modifications dans sa contexture, il en est de même des nerfs; ceux-ci s'atrophient, perdent de leurs admirables propriétés ; ils sont grêles, denses et comme desséchés.

Pour la poitrine nous constatons les asthmes, les catarrhes suffoquants, les bronchites, les bronchorrées, ces expectorations dégoûtantes et interminables, les pneumonies, les engorgements, les emphysèmes pulmonaires, les dilatations, l'engouement et l'abturation des bronches, les maladies du cœur et des artères, l'ossification de ces dernières.

Les affections abdominales comprennent des états morbides variés, des muqueuses qui tapissent le canal digestif; les follicules intestinaux sont frappés d'atonie, les plis de la membrane qui tapissent le canal deviennent plus courts et moins nombreux, des indurations, des squirres, des cancers se développent dans une ou plusieurs des régions de ce tube, le foie s'engorge, durcit, remplit de moins en moins bien ses fonctions; des gastrites, des entérites, des diarrhées interminables sont très-fréquentes chez les vieillards.

Il faut noter encore, pour l'abdomen,

les maladies des reins et de la vessie : gravelle, calculs, catarrhes, vésicaux, rétentions ou incontinences des urines.

L'excessif développement de l'abdomen, l'obésité, ne doit pas être oublié non plus, de même que cette circonstance qu'à la période dite de retour, c'est vers l'abdomen que prédomine la circulation du sang. Au tronc, l'affaissement des cartilages qui unissent les vertèbres, les incrustations calcaires de ces dernières, et leurs soudures.

Aux membres, on rencontre les rhumatismes, la goutte, l'atrophie musculaire, la décoloration des muscles, la fréquente ossification des tendons, l'état de siccité de leurs coulisses qui s'oppose considérablement à leur glissement, les incrustations calcaires des jointures, le défaut de synovie, de cette liqueur qui facilite les mouvements des surfaces articulaires, les paralysies et assez fréquemment les gangrènes, dites séniles, occupant l'un ou même les deux pieds.

Les os deviennent plus volumineux, plus compactes, plus chargés de sels terreux, le canal des os longs s'agrandit, la moëlle qui les alimente perd de sa consistance, elle n'est plus guère qu'un suc huileux; toutes circonstances qui rendent les fractures si fréquentes à cet âge.

Je dois noter ici que dans la vieillesse la goutte présente des accidents inflammatoires d'autant moins prononcés que cette vieillesse est plus avancée; mais, en revanche, les nodosités, les dépôts calcaires autour des articulations augmentent considérablement.

La femme, arrivée à l'âge de retour, époque que généralement on nomme âge critique, à cause des phénomènes particuliers qui surgissent, est sujette à des engorgements, à des squirres, à des cancers des organes de la lactation et de la reproduction et qui souvent ont pris germe à une autre époque; elle est sujette aussi à de hémorragies qui n'ont plus les caractères des hémorragies de la jeunesse, et qui, quand elles ne sont pas le symtôme de quelque affection organique grave, tiennent à des congestions sanguines répétées qui sont très-réfractaires et extrêmement dangereuses. La femme est sujette, enfin, à des excrétions, à des flux muqueux ou séro-purulents qui la torturent, qui l'affaiblissent beaucoup.

Vous me demandez si l'âge de retour est réellement une phase périlleuse pour la femme? Il résulte de statistiques incontestables que la période de quarante à cinquante-cinq ans est beaucoup plus critique pour l'homme que pour la femme.

Il est même démontré que la mortalité des femmes à cet âge est moins considérable qu'à toute autre époque de la vie· Rassurez donc vos femmes sur ce point, messieurs. Cette époque, loin d'être aussi dangereu-e pour elles, comme on le prétend, fait disparaître de leur organisme certaines affections qui les tourmentaient beaucoup : les migraines, les douleurs rhumatismales aiguës, les hémorragies périodique. Quand toute trace de leur fécondité a disparu, on les voit généralement prendre de la force, de l'embonpoint, jouir d'une santé à laquelle elles étaient loin d'espérer. Tout, chez elles, semble reprendre une nouvelle vie.

Le globe de l'œil s'aplatit sous le poids des années, les humeurs perdent de leur transparence; l'une d'elles, le cristallin, devient souvent opaque; cette opacité intercepte complètement l'entrée des rayons lumineux, d'où: cataracte, cécité absolue, mais cécité dont une main habile peut, le plus ordinairement, triompher.

Un phénomène ordinaire encore que présente l'œil du vieillard, c'est l'état de pâleur de l'iris et de la choroïde. L'iris, vous vous le rappelez, c'est la membrane arrondie qui fait que l'on a l'œil bleu, noir, ou de toute autre couleur; la choroïde c'est la membrane plus profonde de l'œil qui fait que la prunelle paraît d'un noir plus ou moins foncé...

L'ouïe durcit, la surdité peut s'en suivre; mais, bien des fois, cette surdité aurait pu être prévenu ; il eut suffi de quelques petits soins: en se servant plus fréquemment du cure-oreilles, on eut empêché la formation de ce bouchon de cérumen qui ne permet plus aux ondes sonores de venir retentir sur le tympan. On peut donc encore, dans ce cas, recouvrer le sens qui ne fonctionne plus.

Vous parlerai-je de la décadence morale qui vient s'ajouter si désastreusement à la décadence physique? Vous retracerai-je cette perte de mémoire, cet affaiblissement de l'intelligence, cette démence, cette enfance, cet abandon de tout ce qui distinguait, qui ennoblissait l'homme à un si haut point? non... J'aime mieux tirer le rideau sur cette vitalité qui s'use, qui s'éteint et qui ne doit plus laisser que des ruines. Le tableau complet, aux yeux de beaucoup, semblerait par trop chargé.

Je dois vous dire, enfin, que dans un âge avancé, que de cinquante à quatre-vingts ans, la taille de l'homme diminue de sept centimètres environ, et que, dans cette même période, le poids du corps perd généralement de 6 à 7 kilogrammes.

Quels sont donc les changements survenus dans l'organisme, **et qui donnent plus particulièrement** lieu aux états morbides que nous venons d'énumérer?

D'abord, et vous vous le rappelez tous, n'est-ce pas, la peau présente d'infinis petits trous, — les pores, — par lesquels s'échappe incessamment, et d'une manière insensible, plus du tiers en poids des aliments et des liquides que nous ingérons; de sorte que, si chaque jour on mange un kilogramme de pain et un kilogramme et demi d'autres aliments, qu'on y ajoute un kilogramme et demi de vin et d'eau ou de toute autre boisson: en tout quatre kilogrammes; il s'en échappe par les pores de la peau 2 kilogrammes 629 grammes, qui, ajoutés au chiffre de 1 kil. 371 gram. qui représente le poids de l'urine et de l'autre matière expulsée, font bien les 4 kilogrammes dont je viens de parler.

On le conçoit, de suite, quand la peau durcit, se dessèche, se parchemine, que ses pores se ferment, qu'ils ne laissent plus s'échapper cette masse vaporeuse qui devait être transmise au dehors, on a là une grande cause de maladies, parmi lesquelles les dartres, les prurits, qui augmentent les misères de cet âge.

La peau n'est pas seulement chargée de porter au dehors ce trop plein qui, bientôt, étoufferait la vie; elle est douée aussi d'une grande action sur le système nerveux, et, en même temps, sur la manière dont la circulation s'opère... Fortement échauffée par un soleil ardent, elle transmet au cerveau une plus grande somme d'activité, aux passions une plus grande véhémence: témoins les hommes du Midi... Quand elle se trouve au sein d'une atmosphère humide, froide et obscure, que dans cet état, une brûlante insolation la frappe, soit au cou, soit à la face, le plus ordinairement, surgit un érysipèle sur les régions touchées, et, très-souvent, un délire fou se manifeste en même temps ; la peau est-elle exposée à la rigueur d'un froid rigoureux, l'imagination s'engourdit, s'éteint même pour faire place à la torpeur, au sommeil de l'asphyxie et à celui de la mort. Vous vous rappelez, j'en suis sûr, à cette occasion, l'histoire des deux petits savoyards mort à Bellicour, et celle de nos malheureux soldats, dans la fatale retraite de Moscou. Si l'on enduit la peau d'un vernis qui bouche ses pores et s'oppose de la sorte à la transpiration, cette peau se refroidit bien vite, et l'animal succombe en quelques heures. Si l'on borne le liquide imperméable à une petite région seulement, et là où quelqu'inflammation s'est développée, celle-ci ne tarde pas à disparaître. La thérapeutique, comme l'hygiène, met à profit tous ces faits.

On a analysé les produits de la transpiration humaine, on y a trouvé des acides, des chlorures, de l'ammoniaque, du fer et du phosphate de chaux. Doit-on s'étonner après cela, de l'épaississement du sang, des affections rhumatismales, goutteuses, dartreuses, etc.; de toutes les maladies diverses que l'on a à combattre dans les circonstances nombreuses où la peau cesse normalement de fonctionner; doit-on s'étonner davantage de ces ossifications artérielles, cartilagineuses et ligamenteuses, dont déjà je vous ai dit un mot, et qui reconnaissent pour cause l'accumulation du sel calcaire que le sang contient en excès.

La peau est constamment le siége d'une électricité négative absolument indispensable à l'intégrité de ses fonctions. Dans la vieillessse, cette électricité diminue notablement, ce qui donne raison d'abord des deux premiers phénomènes apparents: les rides et les cheveux blancs. Cette électricité permet à la peau de séparer du sang, et de porter au-dehors, la transpiration acide, électro-négative aussi, et cela en vertu de cette loi si parfaitement connue que deux corps électrisés de la même manière se repoussent.

Dans la vieillesse, vous le voyez donc, il est indispensable de redoubler de soins dans l'hygiène de la peau. Je reviendrai sur cette hygiène. Occupons-nous actuellement des changements qui s'opèrent dans les poumons.

Le poumon, ce soufflet de la vie, si je puis ainsi le nommer, est un organe d'une importance dont on peut aisément se faire une idée. C'est là que le sang, après avoir porté la vie dans les coins les plus cachés de l'organisme, revient, au contact d'un nouvel oxygène, retrouver un semblable principe vivificateur qu'il lui faut de suite reporter aux mêmes endroits, et, de la sorte, à chacun des battements de notre cœur, c'est-à-dire, en moyenne 70 fois par minute. L'acte respiratoire complet, inspiration et expiration, se répète de 15 à 18 fois dans le même espace de temps, c'est-à-dire que cet acte se compose de 15 à 18 inspirations, et d'un nombre égal d'expirations; et cela, afin d'arriver, d'une part, à pourvoir le sang de la quantité d'oxygène qui lui est nécessaire, et d'autre part, par l'expulsion de l'air inspiré, à débarrasser ce même sang de tous les détritus que l'usure, que les combustions qui s'opèrent en nous, et dont il s'est chargé en traversant les

tissus. L'air expiré ne contient plus la
même quantité d'oxygène que l'air inspiré,
mais, en revanche, il contient de l'acide
carbonique dans de fortes proportions....
La suite à dimanche prochain.

—

Les poumons, dans l'espèce humaine,
de même que dans toutes les espèces de
mammifères, présentent un tissu tout particulier formé de tuyaux gros à leur naissance, devenant de plus en plus déliés,
et se terminant chacun par une ampoule:
ces tuyaux portent le nom de bronches;
ils doivent incessamment livrer passage
à l'air qui est nécessaire pour les besoins
que vous connaissez. Je ne vous parle pas
des artères, des veines et des nerfs qui
doivent les animer, ni des muscles, qui,
dans l'inspiration, y permettent l'intro-
duction de l'air, ni de ceux qui sont des-
tinés à en provoquer la sortie dans l'expiration.

Quand je vous disais, dimanche dernier,
que le poumon est le soufflet de la vie,
voyez combien cette comparaison présente
de justesse: saisissez les deux bras de
votre soufflet, expulsez-en l'air qu'il ren-

ferme . écartez de nouveau ces mêmes
bras, l'air s'y précipite ; continuez, et
vous avez l'inspiration et l'expiration.

L'air atmosphérique , vous le savez,
nous presse, nous entoure de toutes parts,
il pèse sur nous des 16 à 18,000 kilogr.
voulus par la nature. Quand notre poitrine
s'ouvre sous l'action des muscles que je
viens de citer, l'air s'y précipite comme
il le fait à l'ouverture de la porte ou de
la fenêtre d'un appartement; si la poitrine,
si les poumons reprennent un mouvement
inverse, l'air est chassé pour faire place
à une nouvelle entrée d'oxygène. On ne
saurait trop admirer une semblable com-
binaison.

Il faut que vous sachiez, messieurs, que
dans la vieillesse les cellules terminales
dont je viens de parler diminuent de
nombre, soit par l'agglutination de leurs
parois, soit par la présence de mucosités
visqueuses très-tenaces que l'action pulmonaire est impuissante à chasser au
dehors, soit par celle d'un abdomen volumineux et pendant qui s'oppose à une
expiration complète de l'air inspiré, alors
ces cellules deviennent impuissantes à
l'accomplissement de l'acte important
qu'elles avaient rempli jusque là; celles
des cellules qui n'ont pas été frappées de
cette occlusion se dilatent, parfois, outre

mesure, peuvent même se déchirer, ce qui arrive assez fréquemment. Chacun peut imaginer de suite que dans cet état de chose les points de contact de l'air et du sang, se trouvant considérablement diminués, il doit en résulter de nombreux désordres, de nombreuses maladies.

Aussi, le poumon dans ces circonstances, devient-il de plus en plus *sacciforme* et la respiration se rapproche-t-elle de celle des reptiles, ce qui explique parfaitement la diminution de la température du corps. Je vous ai fait voir un jour les poumons de la grenouille; je suis sûr que vous vous rappelez parfaitement la disposition en sac de cet organe.

Par les explications qui précèdent, vous voyez une fois de plus combien l'intégrité de l'organe de la respiration est indispensable à l'intégrité de la santé et à celle de l'existence elle-même.

Je vous l'ai dit, il y a bien longtemps déjà, la température moyenne du corps humain est de 37 degrés centigrades. Des physiologistes ont avancé que cette température, à quelques dixièmes de degrès en moins, reste la même à tous les âges ; au contraire, d'autres ont avancé qu'elle peut descendre de 2 et même de 3 degrès dans la vieillesse la plus avancée. Nous ne chercherons certainement pas à trancher

la question , nous n'apprécierons pas
moins la valeur du fait de refroidissement
dont nous venons de nous occuper; seulement, nous noterons en passant, dans
la période de déclin, la chaleur de plusieurs degrès au-dessous de celle de l'âge
adulte. Chez les octogénaires, elle peut
descendre de 34 à 35 degrès. Chaleur
normale , 37° centigrades et même à
35° 5 pour les adultes.

Il est incontestablement établi qu'au
moment où dans les poumons le sang
reçoit l'impression de l'air inspiré , la
chaleur de ce sang s'élève d'un degré.

Le cœur des vieillards, de même que
les artères, présentent des concrétions,
des ossifications qui deviennent la source
des plus terribles accidents. L'organe
central de la circulation se rompt, ce qui
amène une mort subite; d'autres fois, les
ouvertures de cet organe se rétrécissent,
d'où : des oppressions extrêmement pénibles et des hydropisies mortelles. L'ossification des artères produit des gangrènes
des extrémités qui peuvent tenir aussi à
d'autres causes, à l'artérite, etc. Vous
vous rappelez le beau fait de guérison
d'une de ces gangrènes; plusieurs d'entre
vous ont assisté aux longues séances de
ces *bains locaux d'oxygène* sous l'influence desquels paraît s'être opérée cette

cure qui, à cette époque, a fait tant de bruit. Le malade avait 62 ans, il en a aujourd'hui 68; il en a été quitte pour ses deux orteils et un métatarsion ; il marche à l'aide d'une canne et il se porte on ne peut mieux.

Dans la vieillesse, aussi, il y a des stases veineuses, des dilatations des veines, des varices, qui peuvent amener des ulcères et des hémorragies, etc.

Les organes digestifs du vieillard deviennent paresseux, l'estomac fonctionne mal, l'intestin en fait autant. A ce diminutif des maladies que vous connaissez déjà, s'ajoute le rétrécissement fréquent de l'extrémité inférieure du canal qui amène des fissures excessivement douloureuses, des hémorroïdes, des constipations, qui augmentent de beaucoup les autres amertumes de cette phase de la vie.

Les organes de la reproduction sont atteints de la même faiblesse, de la même détérioration, de la même usure que les autres organes; bientôt même ils cessent de fonctionner, et très-souvent ils s'atrophient au point de n'être plus reconnaissables. Ces organes, à cause d'abus antérieurs, à cause aussi de tentatives faites dans les vues de réveiller leur action comme engourdie, à cause, enfin, de

succès éphémères obtenus par les moyens
employés, deviennent le siége d'accidents
des plus graves comme des plus meurtriers.
Des rétrécissements, des inflammations,
des affections catarrhales chroniques, des
congestions, des hémorrag es cérébrales,
la rupture du cœur, sont souvent aussi la
conséquence d'excitations dangereuses
auxquelles il faut bien se garder de recourir, on doit se résigner, il faut savoir
être vieux.

Si l'on compare la nature des maladies
aux différents âges, on constate que pendant la période d'accroissement celles-ci
sont plus franchement inflammatoires
et que dans la vieillesse les inflammations ont une allure qui leur est
propre, une phénoménalité qui les rap-
prochent des maladies chroniques Ces
maladies se compliquent, on s'en dé-
barrasse difficilement et le traitement
qu'elles nécessitent diffère beaucoup de
la thérapeutique que commandent les états
pathologiques aux autres âges.

Je dois vous dire maintenant que
la vieillesse est à peu près affranchie de
certaines maladies : les fièvres éruptives.
les névroses, le rhumatisme articulaire
fébrile, les fièvres intermittentes idio-
pathiques, les maladies aiguës de l'organe
sexuel féminin.

Je termine cette soirée par une recommandation d'une grande portee: celle **de** fixer toute votre attention sur un fait particulier dont il a été plusieurs fois question dans ces entretiens: les incrustations, les dépôts calcaires que présente l'organisme des vieillards; il y a là peut-être tout une révélation pour l'avenir... A dimanche prochain, messieurs.

—

Avant d'aller plus loin, je dois vous dire un mot de deux causes qui brisent directement la vie avant terme ou qui déterminent dans l'organisme de ces états graves qui usent, qui tuent, et qui, par conséquent, s'opposent également à tout espoir de longévité : je veux parler des fonctions intellectuelles et morales.

L'instituteur, l'institutrice, la mère de famille, elle-même, ont une belle, une sublime, j'ai pensé dire une sainte mission à remplir: ils doivent pourvoir à l'instruction, à l'éducation des générations qui succèdent aux générations.

Les personnes qui se vouent à l'instruction de la jeunesse doivent éviter de jamais forcer cette instruction dans les vues de ces progrès par trop rapides qui, à la vérité, font grand honneur à leur établissement, mais qui, trop souvent, hélas! apportent le deuil et la désolation dans les familles de ces jeunes prodiges de savoir. Le cerveau, incessamment surexcité, finit par devenir malade, et chacun sait combien les maladies de cet organe sont terribles et combien elles sont fréquemment mortelles. Un arc continuellement tendu se rompt, un vase par trop plein éclate, il en est de même d'un cerveau incessamment congestionné. On a vu, des milliers de fois, à l'occasion d'un état morbide peu sérieux, d'une fièvre qui n'inspirait aucune crainte, le cerveau se prendre et le malade succomber en quelques jours : il ne faut qu'une étincelle pour mettre le feu aux poudres et pour réduire en ruines les lieux où elles sont amassées. Que de malheureux enfants, que de malheureux jeunes gens j'ai vus succomber à des accidents cérébraux, reconnaissant pour cause ces instructions forcées sur lesquelles j'appelle ici l'attention de tous.

L'éducation, chacun le sait, enseigne à pratiquer le bien et à éviter le mal. La santé, le bonheur, la longévité de l'homme, tout est là.

Je l'ai dit ailleurs déjà: « Enseignez de bonne heure à l'homme ce que vous voulez qu'il n'oublie de sa vie. » Enseigner au tout jeune enfant comment il faut faire pour devenir un homme. Enseignez-lui quels sont les devoirs qu'il doit remplir envers lui-même, envers sa famille, envers la société et envers son Dieu. Ornez son esprit des plus beaux exemples, des plus beaux traits de vertu. Apprenez-lui à être bon, bienveillant, bienfaisant pour tous, détournez de son jeune cœur toute pensée de nuire, même aux animaux qui l'entourent : celui qui est cruel envers les animaux, devient cruel envers ses semblables; entretenez-le souvent de la dignité humaine, de tout ce qu'il faut éviter pour ne pas ébranler cette base sans laquelle en un seul instant tout peut s'évanouir et rentrer au néant.

Quand le jeune homme, quand la jeune personne approchent du moment où l'on entre plus directement dans la vie, faites-leur connaître les dangers dont ils sont menacés et réunissez tous vos efforts pour les prémunir contre ces dangers : On ne peut éviter un précipice ouvert à quelques pas de soi que quand on sait que ce précipice est là. Bons pères, bonnes mères, vous ne pouvez pas continuellement avoir vos enfants sous vos yeux, les surveiller, les garder, faites qu'ils se gardent eux-mêmes, remplissez leur cœur de tous les enseignements, de tous les conseils qui peuvent les conserver au bien; un instant d'égarement, un seul moment d'oubli peut tout briser, peut empoisonner le reste de la vie, peut amener les maladies les plus graves, les peines les plus amères, les souffrances les plus terribles, la mort de l'individu, la mort morale d'abord, l'autre mort ensuite Ces résultats ne manquent jamais. J'en reste là sur ce point ..

Après vous avoir rapidement exposé quels sont les principaux désordres qu'a mènent la vieillesse et diverses autres circonstances de la vie, abordons le côté le plus positivement pratiqué de ces entretiens, voyons quels sont les moyens hygiéniques qui conviennent plus particulièrementaux vieillards, et occupons nous d'abord de l'hygiène du tégument externe.

Hygiène de la peau, des ongles et des cheveux. Vêtements, lotions, bains, électricité, etc. La peau, à cause de l'importante fonction, de l'action perspiratoire que vous connaissez, à cause des relations intimes qu'elle entretient avec les organes de la respiration, les organes secréteurs des urines, la membrane muqueuse des organes digestifs; à cause du retentissement de la stase sanguine qu'occasionnent les variations brusques de l'atmosphère sur divers points de l'économie, d'où il résulte souvent des affections très

graves; à cause de la perte d'une partie
de l'électricité qui lui est ordinaire dans
un âge moins avancé, doit être tenne dans
la plus absolue propreté, doit être couverte
de vêtements appropriés à l'âge et aux
saisons, doit être ravivée par certaines
pratiques électriques dont nous nous occuperons dans un instant. Je vous l'ai dit
ailleurs déjà, quand la peau subit l'impression d'un air froid et humide, les
organes où filtre l'urine augmentent d'activité et débarrassent l'économie du trop
plein qui la menace, la membrane muqueuse des poumons en fait autant, celle
du canal digestif présente aussi une sécrétion beaucoup plus abondante. Quand
le trop plein ne trouve aucune de ces
issues, le sang, chargé d'une foule d'impuretés qui doivent être portées au dehors,
stagne avec toutes ces impuretés sur
quelque organe important, y fait naître
une inflammation qui peut entraîner la
mort. Tous les jours vous entendez dire :
Il a eu un coup de froid, de là, la pleurésie,
la fluction de poitrine, la diarrhée grave,
etc., qui mettent ses jours en danger.
Plusieurs d'entre vous ont eu la preuve
palpable de la vérité que je vous reproduis.
Eh bien! dans la vieillesse, la peau se
trouvant frappée d'une grande inertie,
les sécrétions de remplacement, ces

émonctoires si précieusement indispensables, ayant beaucoup perdu de leur activité sécrétoire, il devient plus nécessaire que jamais de veiller avec la plus
extrème attention à ce que toutes les
fonctions s'opèrent au mieux.

Lors de nos premières causeries, et il
y a de cela bien longtemps déjà, je vous
ai entretenu des vêtements, des ablutions
et des bains; vous reporterez donc vos
souvenirs sur les entretiens d'alors. Je
ne vous en dirai aujourd'hui que quelques
mots :

Vous connaissez le grand principe de
la conductibilité, vous savez que la laine
est un plus mauvais conducteur que le
coton, et que ce dernier est un plus mauvais conducteur que la toile. Vous savez
que les couleurs claires, que les couleurs
blanches principalement, deviennent suivant la saison ou plus fraiches ou plus
chaudes : que les étoffes blanches sont
plus chaudes en hiver et plus fraiches en
été; vous savez que le paletot de drap
noir est plus chaud au soleil et plus frais
à l'ombre : le drap noir a l'ombre laisse
facilement échapper le calorique de nos
corps, au soleil, il laisse pénétrer la chaleur de ce dernier. ce qui vient ajouter
une nouvelle chaleur au calorique déjà
par trop élevé, de l'organisme; vous savez

que les vêtements serrés sont plus chauds
que les vêtements larges, que les tissus
à mailles laches sont plus mauvais con-
ducteurs que les étoffes compactes.
Vous tirerez donc parti de toutes ces
petites choses qui, au premier abord,
peuvent paraître de peu de valeur, mais
qui, pour la santé, n'en ont pas moins
une immense.

Dans la vieillesse, les vêtements chauds
seront pris dès les premiers froids. Les
vêtements de laine douce, de couleurs
claires, seront, dans les temps chauds,
préférés aux vêtements de toile ou de
coton. Dans les autres âges, on ferait bien
d'en faire autant.

La flanelle sur la peau, mais souvent
renouvelée, est un excellent moyen
qu'on ne saurait trop conseiller aux vieillards, de même que les frictions sèches au
moyen d'une brosse ou d'une étoffe de
laine. Ces frictions débarrassent les pores
des saletés qui les bouchent.

Les lotions et les bains débarrasseront
la peau de tous les détritus épidermiques,
de tous les poussières extérieures qui la
crassent, qui en obstruent les pores et
qui s'opposent à cette issue de la transpiration et à ces *sueurs rentrées*, comme
vous le dites, qui amènent les maladies
graves dont il vient d'être question.

Des lotions sur toute la surface du corps, des bains généraux devront être mis en usage une fois au moins tous les quinze jours ; des frictions sèches pratiquées avec une brosse ou un bon tampon d'étoffe de laine seront faites après chaque bain ou chaque ablution. Seulement, dans l'âge avancé, il ne faut pas prolonger les bains trop longtemps, il convient aussi de ne pas les répéter trop souvent. On juge du reste de leur opportunité par l'effet qu'on en obtient.

Vous le savez, messieurs, le bain n'est pas seulement nécessaire pour entretenir la souplesse, la propreté de la peau, pour favoriser la transpiration, c'est encore un excellent moyen pour entretenir les fonctions du système nerveux, pour délasser après de grandes fatigues, pour reposer des travaux intellectuels portés trop loin, pour modérer la circulation, amortir l'ardeur des sens, etc.

Dans les époques les plus reculées, comme de nos jours, le bain est une des meilleures acquisitions hygiéniques que l'on ait pu recommander ; on se louera constamment de son emploi. Les pieds seront lavés une fois par semaine, leur transpiration, les amas d'épiderme et les autres impuretés qui la souillent rendent les pédiluves indispensables.

Après chacun des pédiluves, on frottéra les durillons, les cors, s'il y en a, avec un morceau de ponce approprié pour cet usage, ou bien, si l'on préfère agir à sec, on se servira de la lime chimique américaine. Les vieillards qui, à cause de leurs pieds, ont tant de peine à marcher, apprécieront bien vite l'excellence de ce petit conseil. Vous vous rappelez qu'il jaut bien se garder de couper en rond les ongles des orteils et d'en abattre trop soigneusement les angles, un état morbide extrêmement douloureux, l'ongle rentré dans les chaires, peut s'en suivre.

Aux mains, les ongles seront coupés en rond, et celles-ci, en raison de leur contact à peu près constant avec une foule de choses extérieures, seront lavées soigneusement plusieurs fois le jour: une fois au moins avant et après chacun le repas.

Le savon-ponce, ai-je besoin d'ajouter, serait utile aux ouvriers que la face elle-même n'a pas moins besoin des plus minutieuses attentions. L'incessante propreté dans laquelle on l'entretiendra, est le moyen par excellence de conserver la velouté, la pureté de coloris qui lui sont propres, j'allais dire de laisser moins vite vieillir sa beauté. Il faut laver le visage le matin et le soir ; vous n'avez point oublié que l'eau pure est le plus avantageux de tous les cosmétiques.

Et je dois répéter ici, pour ceux qui n'ont point assisté à nos précédentes causeries, qu'après s'être fait la barbe il faut bien se garder de se servir de vinaigre, soit ordinaire, soit aromatique. Le vinaigre et le savon sont incompatibles, ils se décomposent au contact l'un de l'autre, il en résulte un preduit absolument insoluble qui, se décomposant à son tour, devient rance, fait naître des plaques, des boutons qui tendent à s'éterniser par la raison bien simple que leur cause se répète presque chaque jour. Sachant ce qui se passe pour la peau du vieillard, il vient de soi que la pratique contre laquelle je m'élève, ne pourrait qu'ajouter à tout ce qui tend déjà à porter une si cruelle atteinte à cette dernière. Vous connaissez tous les avantages de l'eau ordinaire.

Je dois ajouter cependant que, comme cela se manifeste chez certains vieillards, la peau se crasse quand même; une eau alcaline, l'eau minérale de Vichy ou de Vals est très-propre au décrassement de la peau. Plusieurs d'entre vous se rappellent à cet instant, n'est-ce pas, l'efficacité de l'eau de Vichy contre les tâches de rousseur qui affligent tant dans un autre âge.

Pour ce qui est de la peau chevelue de

la tête, les soins ne doivent pas être
moins minutieux ; on fera fréquemment
usage du peigne fin pour éviter le déve-
loppemeut de tout parasite; on fera de fréquentes lotions soit avec l'eau d'Enghien,
soit avec une toute autre eau sulfureuse.
L'eau d'Enghien, de Barèges., et leur
congénères sont assurément les meilleurs
moyens de se débarrasser des pellicules
épidermiques, affection herpétique plus
ou moins apparente de la tête; ces pellicules étant la plus grande cause de ces
calvities prématurées si fréquentes de
nos jours.

Les lotions d'eau froide sur la tête sont
d'excellents moyens pour les personnes
disposées aux congestions cérébrales et à
l'apoplexie. Je ne vous parle pas du remplacement des cheveux par des cheveux
d'emprunt; mieux vaut avoir la tête couverte par ces cheveux que par un bonnet
de coton; il est toujours nécessaire que
cette partie, quand elle est trop dénudée,
reste à nu. Chacun ici a le choix sur le
genre de protecteur auquel force est
d'avoir recours.

Je vous disais qu'il faut bien se garder
de laisser développer sur la tête quel-
ques-uns seulement de ces parasites dégoûtants dont le nom seul donne le frisson
ou dégoût; vous le savez, en deux mois,

deux familles de ce genre d'insectes peuvent donner naissance à dix-huit mille petits. On peut aisément imaginer toutes les tortures, toutes les souffrances du malheureux vieillard qui devient en proie à cette pullulation épouvantable. C'est peu encore quand le phthiriasis n'est que local; mais quand il devient général, on ne vit plus, on est dans un enfer dont il n'est pas possible de narrer tous les affreux tourments. « Je suis sur le gril de Saint-Laurent » s'écriait un des martyrs de la maladie pédiculaire; c'est dire en un seul mot tout ce qu'il faut endurer quand on est atteint de cette repoussante et si terrible affection. Ici la médecine doit absolument intervenir, l'hygiène seule serait impuissante.

Une habitude contre laquelle je ne saurais trop m'élever, c'est celle des épais cache-nez dont beaucoup de vieillards s'entourent le cou dans les temps froids, sans songer que ces cache-nez sont, eux aussi, un dangereux moyen de concentration vers la tête, susceptible d'augmenter de beaucoup le nombre déjà si grand des apoplexies à cet âge; que ces cache-nez soient donc plus légers, et qu'on n'en fasse usage qu'avec la plus grande circonspection.

Disons que pour restituer a la peau la

portion d'électricité qu'elle a perdue par l'usure du temps, électricité qui, comme je vous l'ai dit, a une grande influence sur l'accomplissement normal de toutes les fonctions, est indispensable à l'expulsion, à travers les pores, des matières de la transpiration ; l'on a les bains électriques, les frictions avec la brosse volta-électrique, etc., moyens dont on pourra user hebdomadairement, plus fréquemment même; mais ici le médecin seul doit diriger cette application.

Disons que si l'application du précepte qui veut que l'on se tienne les pieds chauds et la tête fraîche, ce précepte doit être encore plus religieusement suivi dans la vieillesse, à cause des congestions, des catarrhes, etc., dont à cette époque on est plus particulièrement menacé.

Disons enfin aux personnes qui ont des varices, que pour parer aux stases sanguines de leurs membres, pour éviter les hémorrhagies que peuvent amener soit la lésion, soit la rupture de quelque veine variqueuse, le bas élastique en caoutchouc leur rendra le meilleur office. Quand on le pourra le tissu de soie devra toujours être préféré au tissu de coton.

Plusieurs de ceux qui m'écoutent ont été complètement débarrassés de leurs varices par un long et absolu repos et par l'application de compresses trempées dans un mélange de 250 grammes d'eau distillée et de 10 à 16 grammes de solution normale de perchlorure de fer. Ici encore c'est au médecin qu'il faut s'adresser; si j'en parle, c'est parce que cette curation des varices, ou leur grande amélioration, serait un excellent moyen préventif pour les vieux jours... Nous continuerons par l'hygiène de la respiration.

HYGIÈNE DE LA RESPIRATION.

AIR ATMOSPHÉRIQUE. — HABITATIONS. — CHAUFFAGE. — ÉCLAIRAGE. — LITERIE. — SOMMEIL.

Le sujet dont nous allons nous occuper ce soir, vous est familier, messieurs; vous vous rappelez, sans aucun doute, les nombreux préceptes qui ont été tracés dans d'autres entretiens; aussi, ne reviendrai-je que sur ce qui est particulièrement applicable aux vieillards.

Tout ce qui a vie, respire, a besoin d'oxygène. Les animaux les plus inférieurs respirent par la peau, par des appendices de cette dernière, par des bronchites, etc. Les animaux plus parfaits, et jusqu'à l'homme, respirent par des poumons plus ou moins complets. Les poissons, les grenouilles, s'approprient l'oxygène contenu dans l'eau, au milieu de laquelle ils vivent.

Il n'est pas jusqu'aux végétaux qui ne respirent, mais avec cette différence cependant que sous l'influence de la lumière et des rayons solaires, ils absorbent, par leurs feuilles et leurs parties vertes, l'acide carbonique renfermé dans l'air atmosphérique qui les entoure ; qu'ils s'en approprient le carbone qui leur est nécessaire, et qu'à l'ombre et pendant la nuit ils exhalent une grande quantité d'acide carbonique. Les végétaux sont donc à la fois de grands purificateurs et des agents extrèmement dangereux : nous verrons dans un instant l'application pratique que l'on peut faire de ce fait.

L'homme, à toutes les époques de la vie, a besoin de respirer un air pur, ce besoin devient plus impérieux encore dans la vieillesse à cause de la moindre étendue de l'organe respiratoire et de la nécessité plus grande de l'oxygène, ce stimulant si précieux et qui, dans l'âge avancé, peut seul redonner à l'organisme ce calorique dont la diminution graduelle le glace de plus en plus chaque jour.

Vous le savez, l'air atmosphérique trop chaud ou trop froid est extrèmement nuisible au vieillard ; celui-ci aura donc le plus grand soin d'éviter ces deux extrêmes, et de se tenir dans un milieu approprié.

Vous n'avez point oublié qu'à toutes les

phases de l'existence les variations brusques de l'atmosphère déterminent des pleurésies, des bronchites, des pneumonies, etc. Ces affections morbides se montrant très-fréquentes, très-graves chez les vieillards, ces derniers ne sauront donc jamais trop se prémunir contre leur développement.

Quand on considère le nombre d'inspirations (20 mille), qui s'opèrent dans les 24 heures, quand on réfléchit un instant aux 15,000 litres d'air environ, que l'on respire par jour, quand on sait que 1000 litres d'air à zéro renferment quinze litres d'oxygène de plus que mille litres du même air à vingt degrés centigrades; quand on se rappelle que durant la fatigue et la course on respire 3 ou 4 fois plus d'oxygène que pendant le repos; on est à même, tirant parti de tous ces faits, d'en faire la plus précieuse, la plus profitable application. Je vous ai parlé, il y a quelques jours, des cache-nez ordinaires: je vous dirai ici que si ces cache-nez ont l'avantage de ne laisser pénétrer dans les poumons qu'un air tamisé, d'une température moins basse, il y a, pour les vieillards et les autres personnes sujettes aux affections bronchiques ou pulmonaires, un cache-nez bien supérieur, le cache-nez du docteur Sales-Girons, qui

ne coûte que six francs et qui a l'immense
avantage de permettre la respiration d'un
air à 20 degrés même quand le thermo-
mètre est descendu à zéro. Tout le secret
de cet ingénieux appareil est dans le
choix du tissu, la disposition particulière
et l'action des principes balsamiques du
goudron. Malgré tous les avantages du
cache-nez dont nous nous occupons, le
vieillard ne doit pas oublier que ce moyen
diminue de beaucoup la quantité d'oxygène
inspiré, et que si par son usage il atténue les propriétés phlogistiques de l'o-
xygène, il amoindrit à son détriment la
dose de l'air vital, déjà si considérablement diminué par les nouvelles dispo-
sitions de ses poumons. Il ne se servira
donc de ce cache-nez qu'au dehors et que
quand l'abaissement de la température en
commandra l'emploi. Vous le savez, le
ventre devient volumineux et pendant
chez un grand nombre de vieillards, et
cela par suite du relâchement de ses parois
et de l'affaiblissement des muscles expi-
rateurs: des muscles qui ont pour mission
d'aider à l'expulsion au dehors de l'air
inspiré. Cet état mérite toute l'attention,
il peut devenir la cause de bien graves
accidents. Heureusement, un moyen se
présente qui peut parer à tous ces accidents: la ceinture dite cupporteur abdo-

minal. Je recommande cette ceinture à tout vieillard obèse. La coupe du pantalon peut contribuer aussi à soutenir le ventre.

Pour augmenter la dose d'oxygène, quand celle-ci est par trop diminuée, on a imaginé des appareils à inhalations d'oxygène, qui, entre autres effets, peuvent rendre de la force et de la vigueur aux vieillards. Mais c'est à leurs médecins que ces derniers doivent s'adresser afin qu'ils jugent de l'opportunité de leur emploi.

Il est un autre moyen d'augmenter la quantité d'oxygène inspiré, de s'opposer à la diminution de la surface respiratoire, en déplissant le tissu pulmonaire affaissé, en rendant aux cellules bronchiques les capacités qu'elles ont perdues: ce moyen, on lui a donné un nom, c'est l'*Hyper-pnéisme* qui consiste tout simplement dans des inspirations profondes et répétées. On conçoit de suite l'effet de ces inspirations, qu'on peut 10 ou 15 fois par jour répéter très-facilement et porter chaque fois au nombre de 10 à 20. Assurément, la durée de la vie sera augmentée par l'hyperpnéisme bien appliqué. Celui-ci dissipe les congestions pulmonaires, les congestions du cœur et les congestions du foie. C'est un excellent moyen qui profite à toutes les fonctions. Aussi, à

moins de quelque état pathologique qui
en contre-indique l'emploi, ce que le
médecin peut décider, l'hyperpnéisme
devient l'ancre de salut pour l'immense
majorité des vieillards. Ce n'est pas seulement dans la station assise ou debout
qu'on pourra se livrer à cette pratique,
dans le lit on pourra s'y livrer également,
surtout pendant le décubitus sur le dos.
Je ne vous parle pas des bains d'air com-
primé; ces bains, qu'on ne peut se procurer avec la même facilité que l'hyperpnéisme que chacun trouve en soi, ont été
préconisés par plus d'un savant, dans les
mêmes intentions que je le fais à mon
tour.

Vous le savez, il est un immense appareil à oxygène bien au-dessus de tous les
appareils possibles, l'immense fabrique
d'oxygène établie par la main de Dieu
lui-même, l'atmosphère qui nous presse
de toutes parts. Vous venez de le voir,
le règne végétal a été chargé par le grand
tout, d'absorber l'acide carbonique qui
résulte de toutes les combustions, soit
humaines, soit végétales, soit minéra-
lement, de remplacer ce principe dangereux par des exhalations d'oxygène pur
dans les conditions que vous connaissez.
Il vient donc de soi que les bois, les prai-
ries, les luzernes surtout, de même que

les taillis, non encore parvenus à hauteur d'homme, sont d'excellents générateurs d'oxygène auxquels le vieillard, dans ses promenades, ne saurait trop redemander la quantité d'oxygène qui lui fait défaut. C'est dans ces endroits aussi que l'hyperpnéisme se montre beaucoup plus efficace, on le conçoit parfaitement.

En traitant de l'alimentation, je reviendrai sur les aliments respiratoires dont peut-être vous n'avez point oublié l'action.

Que vous dirai-je des habitations que chacun de vous ne sache aussi bien que moi? Nous nous sommes longuement entretenus du danger des logements insalubres, nous avons vu que les pièces basses, étroites, humides, mal aérées, mal éclairées, sont très-nuisibles à la santé; nous avons vu qu'à l'intérieur, de même qu'à l'extérieur des habitations, il importe absolument qu'il n'y ait rien d'insalubre; les fumiers, les roussies, les mares infectes où tout croupit, se corrompt, et d'où des miasmes dangereux s'échappent incessamment, devront donc être bannis des cours toutes les fois que la chose se pourra; nous avons vu que la présence des animaux, des végétaux et même des fleurs dans les habitations présentent de véritables dangers; vous savez tout l'acide

carbonique qui, durant la nuit, s'échappe
des végétaux, il en est de même des fruits;
nous savons combien l'encombrement
engendre de maladies, nous avons prouvé
à cette occasion que l'haleine de l'homme
est un poison pour l'homme, il en est de
même de l'haleine des animaux ; vous
savez tout l'acide carbonique, tout le produit vaporeux qui résultent de la respiration; vous savez tout ce que la peau,
par la transpiration, vient à son tour
ajouter à l'air que l'on doit respirer une
nouvelle fois; vous savez que la ration
d'air atmosphérique nécessaire à la santé
est d'un minimum de 6 mètres cubes par
heure et par individu ; vous savez que
dans les pièces non ventilées, dans les
chambres à coucher, par exemple, où l'on
passe généralement 8 heures pour le
sommeil et dans lesquelles l'air se renouvelle mal, ne se renouvelle même pas
du tout quand elles ne sont point pourvues
de cheminées, la ration normale est
bientôt absorbée, aussi est-il nécessaire
que ces chambres présentent un cubage
de 40 à 45 mètres, ce qui, malheureusement, n'a guère ou même n'a pas lieu.
Vous vous rappelez qu'à la chûte du jour,
quand le soleil a disparu de l'horizon,
les vapeurs , les miasmes terrestres
s'élèvent dans les couches inférieures de

l'atmosphère à une faible hauteur, et que, pendant la nuit, toute cette insalubrité redescend vers la terre, ce qui explique le danger de laisser une fenêtre ouverte dans la chambre où l'on couche. Les causes de maladies que nous venons d'énumérer rapidement, sont dangereuses à toutes les époques de l'existence, chacun conçoit de suite combien elles sont plus dangereuses encore dans la vieillesse où, sans un air abondant et pur, la machine doit bien vite crouler.

Le chauffage et l'éclairage, eux aussi, peuvent devenir la cause de nombreuses maladies.

Dans le chauffage, il faut bien se garder de trop élever la température des pièces d'habitations et de trop dessécher l'air que ces pièces renferment; il faut bien se garder aussi de calfeutrer trop hermétiquement les fissures des portes et des fenêtres par lesquelles l'air extérieur vient revivifier l'air altéré par la respiration, par la transpiration et par la combustion du chauffage. La température de la pièce ne doit pas s'élever au-dessus de 14 degrés, et un vase plein d'eau sur les poêles qui n'ont pas de bouilloires doit rendre à l'air l'humidité qui, sans cette précaution, ne tarderait pas à lui manquer.

Dans l'âge avancé, où l'on est tant ex-

posé aux congestions pulmonaires et cérébrales, un air trop chaud deviendrait
la cause de ces graves accidents. De
quelles précautions ne doit pas s'entourer
le vieillard quand, de l'air chaud dans
lequel il se trouve, il doit respirer l'air
glacé du dehors, ou quand, rentrant d'une
promenade, il doit pénétrer dans une
pièce fortement chauffée; c'est alors qu'il
faudrait éviter ce dangereux contraste en
séjournant quelque peu dans une atmosphère intermédiaire.

Vous savez que les poêles de terre et
de faïence sont de beaucoup préférables
aux poêles de fonte que, cependant, on
rencontre à peu près partout; vous savez
combien il est nuisible à la santé de
chauffer ces poêles jusqu'au rouge; mais
un fait qui vient d'être porté au jugement
de la science, c'est que tous les poêles de
fonte présentent .de nouveaux dangers
auxquels on n'avait point songé : c'est
que plus ces poêles sont épais, plus ils
sont perméables aux gaz et plus grande
est la quantité d'*oxyde de carbone* qui se
répand dans l'appartement, au grand détriment de la santé de ceux qui l'habitent.
On accuse même les poêles de fonte d'être
une cause positive des fièvres typhoïdes
qui, de plus en plus, se multiplient au
milieu de nous. Une enquête est ouverte

à cette occasion par l'Institut ; la vérité sortira de cette enquête et nous dira ce que nous répétaient nos pères : « Méfiez-vous des poêles de fonte... » En attendant que la docte compagnie se soit prononcée formellement sur l'innocuité ou les dangers des poêles de fonte, tenons compte de la recommandation de nos pères, et si nous faisons usage de ces poêles, ne les chauffons jamais trop fort...

L'éclairage ajoute à l'insalubrité des pièces par la soustraction d'une notable quantité d'oxygène et par l'exhalation de beaucoup d'acide carbonique et de fine poussière de charbon ; vous vous le rappelez, une simple bougie absorbe autant d'oxygène qu'un adulte; cet éclairage représente en même temps un grand danger pour la vue quand il est porté à l'excès. Dans la vieillesse, l'œil, naturellement est très-affaibli déjà, sa transparence ayant beaucoup perdu elle-même, la vivacité, l'intensité de la lumière ne peut qu'ajouter à cette décadence de la vision. Aussi le vieillard doit-il soigneusement éviter les grandes réunions, les soirées où les lumières éblouissent, scintillent, et ruissèlent de toutes parts, son organisme en général et ses yeux en particulier ne peuvent que subir des pertes dans de telles réunions. Vous vous rap-

pelez tout le danger que court la vision
des penseurs et des personnes préoccupées ,
qui, assis au coin de leur feu, ont la fu-
neste habitude de fixer la flamme, les
charbons incandescents du foyer ; vous
savez combien la flamme de la forge, l'in-
candescence du fer, est nuisible à la vue
des forgerons; vous n'avez personne oublié, j'en suis sûr, l'histoire de ce vieillard
qui est devenu aveugle pour avoir pris
plaisir à fixer les éclairs, pas plus que
celle d'un de nos anciens concitoyens qui a
subi l'opération, de la cataracte qu'il avait
contractée sous l'influence des lumières
éclatantes du gaz de son café. Vous vous
rappelez aussi ce travailleur qui a été
subitement cataracté en plaçant des
gerbes sur une meule en plein soleil du
midi...

Je ne reviendrai pas ici sur les conseils
que, dans nos cent et une premières causeries, j'ai données relativement à la
prise des lunettes ; je me bornerai à recommander aux vieillards de bien se
garder de tout exercice oculaire, soutenu à la lumière des lampes, et en tout
autre temps, de beaucoup ménager leurs
yeux.

Un dernier mot relatif aux habitations.
Le vieillard ne dormira pas trop longtemps
pour éviter toute dangereuse congestion:

8 heures de sommeil lui suffisent; il ne restera point au lit sans nécessité, il adoptera un lit composé de matelas seulement; les lits de plumes seront bannis de sa couche; l'édredon lui sera utile, mais à une impérieuse condition seulement: à la condition que jamais il ne dépassera les genoux; on en retroussera l'excédant sous le matelas, ce qui aura le précieux avantage de mieux entretenir la chaleur des pieds pendant la durée du sommeil. Chacun sait la tendance que l'on a à se refroidir quand on dort. Les personnes qui prennent l'habitude de faire venir l'édredon jusque sur leur poitrine, ne réfléchissent point aux concentrations, aux stases sanguines auxquelles elles exposent des parties où tout se concentre déjà par trop. Ai-je besoin d'ajouter que le vieillard doit, dans son lit, avoir la tête haute, éviter les coiffures trop chaudes, les oreillers de plumes, ceux de crins ou de paille lui étant de beaucoup préférables ? tout cela vient de soi, n'est-ce pas.

A notre prochaine réunion nous aborderons un nouveau sujet...

HYGIÈNE DE LA DIGESTION ET DE LA CIRCULATION.

ALIMENTS. — BOISSONS. — EAUX. — SÉCRÉTIONS. — EXCRÉTIONS.

Vous connaissez, messieurs, la valeur nutritive et la digestibilité des substances alimentaires; vous savez que les viandes sont d'autant plus nourrissantes que leur couleur est d'un rouge plus foncé et que la digestion des viandes rôties est beaucoup plus facile que quand elles sont arrangées tout autrement. Pour ce qui est des végétaux, vous savez que ceux qui sont herbacés nourrissent peu et se digèrent généralement bien; que la pomme de terre n'a qu'un faible pouvoir nutritif, qu'elle ne renferme guère qu'une partie et demie pour cent d'azote, tandis que le haricot en contient 25, 5. Cette graine légumineuse serait presque aussi nutritive que la viande si les éléments de cette dernière n'étaient pas d'une digestion et d'une assimilation plus faciles. On peut faire disparaître l'inconvénient que chacun connaît aux haricots en les privant de leurs enveloppes, en les réduisaut en purée. Quels avantages on retirerait partout de la culture en grand des haricots que quelque machine arriverait à rendre tels que les organes digestifs les voudraient. On l'a dit avec tant de raison: « Le haricot, c'est la viande du pauvre et du travailleur. » On ne saurait donc trop insister sur le conseil de populariser, de répandre de plus en plus sa culture.

Les aliments sont appelés plastiques quand ils servent plus particulièrement à l'entretien de l'organisme et aux pertes incessantes qu'il ne peut manquer d'éprouver. On les nomme respiratoires ou de respiration, quand, par leur combustion dans les poumons, ils doivent alimenter cette sorte de calorifère qui a pour mission d'entretenir partout cette chaleur qui est la vie, et sans laquelle on retomberait bien vite dans les glaces du néant. Je ne vous parle pas d'un autre genre de combustion qui s'opère dans les profondeurs même de nos tissus. Les aliments plastiques, ce sont la fibrine, l'albumine, le lait,

les œufs, la chair et le sang des animaux.
Les aliments respirateurs comprennent
la graisse, le sucre, les fécules, la gomme,
le vin, le cidre, la bière, l'eau-de-vie, etc.
Ce sont ces derniers aliments qui, quand
ils ne sont pas complètement brûlés dans
l'économie, se déposent partout sous forme
de graisse, de là l'embonpoint, de là
l'obésité, de là l'état graisseux de certains
de nos organes, du cœur principalement,
ce qui devient la cause de grandes perturbations. De ce régime par trop riche
en carbone et en hydrogène, qui ne res-
taure point, il résulte aussi la formation
d'une grande quantité de suc biliaire et
de bile qui atténue la composition du
sang, détermine des fièvres dites bilieuses,
parfois le diabète et de fréquentes maladies du foie, organe que, dans la vieillesse,
il faut savoir beaucoup ménager; on sait
que cet organe représente à peu près la
trente-sixième partie de nos corps. Si le
régime alimentaire est par trop animalisé,
il en résulte un état pléthorique bientôt
suivi d'accidents des plus graves, d'infirmités terribles, parmi lesquelles les calculs des reins et de la vessie, la goutte, etc.

Quand on ingère une grande quantité
d'aliments dits de respiration : graisse,
fécules, etc., qu'on boit beaucoup d'eau-
de-vie, de liquides ou de liqueurs alcoo-

liques, si l'oxygène est insuffisant pour brûler les produits excédants de l'hydrogène et du carbone, il en résulte la formation d'une extrême proportion d'acide urique, d'où les calculs, d'où les dépôts calcaires dont il vient d'être question. Je vous dirai ce que peut l'exercice pour apporter sa part d'action contre le développement de ces affections.

Vous savez que le pain est un aliment complet, qu'il est à la fois respirateur et réparateur, et vous n'avez pas oublié que les deux parties distinctes qui le constituent diffèrent dans leur valeur nutritive: la croûte renferme de 7 a 8 parties d'azote pour 100, tandis que la mie n'en représente que de 2 à 3. Certains vieillards, à cause de la perte de leurs dents, enlèvent la croûte du pain de la mie, afin de ne manger que cette dernière, vous voyez combien ils ont tort, ils se privent de la sorte d'un excellent principe nutritif. Qu'ils soient patients, qu'ils tournent, qu'ils retournent en tout sens cette maudite croûte dans leur bouche, abreuvée de salive, elle s'amollira, se dissoudra, et l'estomac en fera son profit.

La viande rôtie, par sa plus grande digestibilité et son pouvoir nutritif, convient donc tout particulièrement dans la vieillesse à cause de l'état d'affaiblisse-

ment des organes digestifs. Il ne faut pas
que ce régime soit exclusivement azoté
cependant, des légumes doivent y être
associés.

On connaît les tendances du vieillard
à contracter des affections calculeuses et
goutteuses; l'acide urique, qui se montre
d'autant plus abondant que le régime est
moins végétal, dit assez par sa présence
que le régime du vieillard peut laisser
prédominer les viandes, mais que le lait,
les œufs, les légumes doivent y entrer
pour une partie, et le poisson aussi. Seulement, il ne faut pas oublier que les
viandes fumées, que les harengs saurs,
sont d'une digestion des plus pénibles et
qu'il ne faut en user qu'avec la plus
grande modération. Je ne parle pas des
boudins, ni des saucissons depuis longtemps préparés, personne n'ignore les
graves accidents, les empoisonnements,
mêmes, qui peuvent résulter de certaines
vieilles charcuteries.

Un mot sur la manière dont s'opère la
digestion des aliments:

Le premier acte de la digestion s'accom
plit dans la bouche par la mastication
l'insalivation des aliments; le broiement,
la trituration de ces derniers est indispensable pour une plus facile et plus profitable digestion; c'est autant de fait pour

l'estomac; leur imprégnation par la salive n'est pas moins nécessaire. L'abondance que la nature en a voulu, est une preuve parlante de son utilité. Des savants ont approximé que la quantité de ce fluide sécrété dans les 24 heures n'est pas moindre de 1 kil. 5 à 1 kil. 6. En outre, ce produit, qui renferme différents sels, renferme en même temps un ferment bien précieux : la *diastase salivaire* qui a la propriété de transformer en dextrine, en glycose, en sucre, tous les féculents, et ils sont en grande proportion dans les substances alimentaires dont nous faisons usage.

L'air atmosphérique ingéré avec chaque bol alimentaire a aussi sa part d'influence dans l'acte dont nous nous occupons. On conçoit de suite combien le vieillard, auquel les dents font défaut et dont les glandes qui secrétent la salive ont beaucoup perdu de leur action, doit se faire une loi, quand il le peut, de faire réparer les désordres de sa denture, et de constamment et longtemps, promener dans sa bouche les aliments, dans tous les sens, les y ramollir, les y dissoudre, les y imbiber de salive, ainsi que je l'ai déjà dit.

Transmise dans l'estomac par le conduit qu'on appelle œsophage, la matière alimentaire y détermine la sécrétion d'un fluide qui porte le nom de suc gastrique

qui la pénètre à son tour par les con-
tractions particulières à l'organe qui doit
l'élaborer et la convertir en une masse
homogène pultacée au chyme proprement
dit.

Le suc gastrique se compose de deux
parties distinctes, l'une acide: l'acide lactique, l'autre la pepsine.

L'acide lactique, sur lequel je reviendrai dans un instant, est un dissolvant
précieux; la pepsine, un dissolvant non
moins indispensable. Les boissons in-
troduites dans l'estomac avec les aliments
sont, de même que quelques liquides alimentaires, absorbées en grande partie par
les veines de cet organe; les parties plus
solides sont digérées alors avec la masse
à laquelle elles se trouvent mêlées.

Le suc gastrique imbibe de sa partie
acide la masse alimentaire entière; sous
son influence, celle-ci se gonfle, se ra-
mollit dans toutes ses parties. A son tour,
la pepsine dissout les matières azotées,
les matières animales ; c'est même elle
seule qui possède à leur égard cette si
précieuse propriété dissolvante. Beaucoup
d'entre vous ont entendu parler des pré-
parations de pepsine, qui, sous l'influence
d'une chaleur convenable, dissolvent,
digèrent les viandes placées dans un vase
inerte, et cela, comme la chose s'opère

dans l'estomac lui-même, ce qui fournit à la thérapeutique un bien précieux moyen dans certaines affections graves de cet organe, alors qu'il est impuissant à fonctionner.

Le chyme, de la sorte obtenu, et après trois heures environ de séjour dans la cavité stomacale, se présente peu à peu au pylore qui le laisse pénétrer dans l'intestin duodénum où il subit de nouvelles transformations. Là, en contact avec la soude de la bile, l'acide gastrique devient neutre, ne rougit plus le papier de tournesol dont vous connaissez le changement de couleur au contact des acides. La fécule que le fluide salivaire n'a pu convertir en dextrine, subit alors cette conversion au contact d'un autre suc, le suc pancréatique, analogue au suc salivaire. Il est quelques physiologistes qui constestent cependant, à la salive, la propriété dont il a été question, laissant au suc pancréatique seul le pouvoir de cette transformation. Les matières grasses laissées intactes sont saponifiées en partie par la soude libre de la bile, et émulsionnées par le même suc pancréatique, dont je répéte encore le nom. Les aliments sont métamorphosés alors en un liquide incolore qu'on appelle chyle, sorte de sang blanc qui, absorbé par les veines ou les vaisseaux lymphatiques répandus le long du canal digestif, est entraîné dans le torrent de la circulation, et vient, lui aussi, subir dans les poumons l'influence vivifiante de l'oxygène, influence que vous connaissez parfaitement.

La masse alimentaire, transformée comme vous venez de le voir, chemine le long des intestins où elle cède, ce qui est nécessaire aux besoins de l'organisme; réduite à ses derniers éléments, elle est chassée au dehors sous la forme que chacun connaît. Voilà en somme, messieurs, la manière dont s'opère la digestion de nos aliments.

Dans la vieillesse, il n'y a plus cet accroissement, cette active réparation des pertes de l'organisme qui nécessitent une alimentation suffisamment nutritive et réparatrice. Ici les pertes se réduisent à bien peu et ne comportent plus les impérieux besoins des temps antérieurs. Le vieillard ne doit pas oublier un seul instant que la sobriété est pour lui la loi la plus absolue. Pourtant, c'est une loi tout-à-fait inverse qui, le plus généralement, devient son guide. Il s'affaiblit de plus en plus, tous les genres de forces qui étaient en lui l'abandonnent de jour en jour; il mange donc beaucoup, il redemande, à une alimentation forte et excitante, cette viguuer dont l'absence sème de tant d'amertumes la mauvaise voie dans laquelle chaque jour il se sent entrer plus avant.

Vieillards, soyez plus sages, ne vous tuez pas avec l'arme qui seule, aujourd'hui, peut vous défendre des plus terribles maux. Vos sucs salivaire et gastrique diminuent d'abondance, tout se dessèche en vous. Aussi, la lenteur, la difficulté de vos digestions proscrivent tous les aliments riches, abondants et irréguliers d'autrefois. Manger aux mêmes heures, faire usage d'aliments de facile digestion, de viandes jeunes et blanches, d'œufs, de bons légumes, de fécules et de fruits; faire dominer cependant les substances animales; adopter pour boisson celle à laquelle on est habitué, et qui réussit. L'eau rougie paraît cependant la meilleure de toutes; ne faire usage d'alcooliques qu'exceptionnellement, et qu'en bien minime quantité; l'ivresse est mortelle aux vieillards, la surchage de l'estomac aussi: chacun sait que c'est après un repas copieux ou un excès de boisson que l'apoplexie frappe à mort le vieillard.

Toute lecture assidue, tout travail intellectuel, tout ébranlement nerveux immédiatement après le repas, troublent la digestion, amènent à la longue de graves maladies de l'estomac. On a vu des cancers de cet organe résulter des imprudences que je signale. La sieste après les repas est très-dangereuse encore. Trop dormir, est pernicieux aux vieillards.

A tout âge la gourmandise est dangereuse; on l'a dit et l'expérience a confirmé cette vérité : l'estomac compte 60 ans quand le gourmand n'en compte encore que 30... Que ce fait, d'une si brutale éloquence, ne soit oublié en aucun temps, dans la vieillesse principalement.

Si l'on recherche la longévité chez les personnes replètes, obèses, et qui mangent beaucoup, la rencontre-t-on souvent ? Non, chacun le sait. On la rencontre chez les personnes sobres de toutes les choses qui peuvent devenir nuisibles, on la trouve dans l'histoire des anachorètes, ces religieux qui se retiraient dans le désert pour se consacrer à la prière et à des exercices de pénitence. En 1840, il y avait dans un petit village voisin 9 beaux vieillards octo et nonagénaires, dont plusieurs ont approché cent ans sur une population de 210 habitants. A cette époque, dans cette commune, la viande de boucherie ne paraissait guère que deux fois l'année; ceux qui le pouvaient tuaient un porc. En général, les légumes dominaient dans l'alimentation, la plupart des habitants étaient d'une sobriété qui appro-

chait de la parcimonie ; leurs mœurs
étaient pures et leurs habitudes patriar-
chales. Il résulte des renseignements que
j'ai recueillis que les 9 vieillards dont je
parle étaient issus de parents qui ne s'é-
taient pas mariés trop jeunes, qu'eux-
mêmes ne s'étaient mis en ménage qu'a-
près avoir atteint et même dépassé l'âge
de 25 ans et sans qu'antérieurement il
ne se soit rien passé d'illicite. Toutes ces
circonstances m'ont paru entrer pour une
bonne part dans leur grand âge. Aujour-
d'hui, dans cette commune, comme partout ailleurs, du reste, la nourriture est
meilleure, les mariages moins tardifs. Le
temps dira si l'on y a gagné.

Que vous redirai-je ici de l'abus des
alcooliques ? Rien... Je vous en ai parlé
tout au long dans la petite brochure que
vous connaissez. Vous savez qu'après
avoir dégradé, ravalé l'homme au-dessous
de la brute; cette fatale, cette crapuleuse,
cette mortelle habitude le tue dans son
présent et dans son avenir, qu'elle atteint
sa descendance jusqu'à la quatrième génération.

Le vin, a-t-on dit et répété de toutes
parts, c'est le lait des vieillards; c'est tout
l'inverse qu'il faudrait : c'est le lait qui
est le vin des vieillards. On connaît l'action dangereuse des alcooliques chez ce

dernier. On sait que le vin, pris en trop
grande abondance, fournit à l'économie
une trop grande quantité d'alcool qui se
brûle avec l'oxygène inspiré, en enlève
par trop au sang, et nuit à toutes les
transformations de la vie. D'un autre côté,
la science enseigne que le lait, par le
beurre et le sucre qu'il contient, fournit
à l'organisme des principes respirateurs
qui viennent s'ajouter à la caloricité normale et qui est, par sa caséine, autre principe identique à la fibrine et à l'albumine,
et qui représente presque du sang tout
fait, devient un excellent réconfortant.
La statistique enregistre bon nombre de
centenaires parmi les peuples pasteurs et
parmi les individus qui font un grand
usage du lait.

Vous connaisssez le danger du séjour
trop fréquent et trop prolongé dans les
cafés, même quand on n'y boit pas ; le
vieillard évitera donc, avec le plus grand
soin, d'altérer son sang par la respiration
réitérée de l'air concentré, enfumé et al-
coolisé de ces établissements. Cette atmosphère, qui est d'une dangereuse insalubrité à tous les âges, est plus pernicieuse
encore dans la vieillesse où l'air que l'on
respire n'est jamais trop pur ni trop vivifiant.

Je dois ajouter ici que l'abus du tabac

est pernicieux aux vieillards : le tabac dessèche la bouche et l'estomac quand les sécrétions dans ces parties sont déjà considérablement amoindries. En outre, la nicotine qui s'introduit par absorption ou par ingestion, ne peut qu'ajouter encore aux dangers de cet abus.

Je reviens sur l'acide lactique, ainsi que je vous l'ai annoncé. Vous n'avez oublié personne que dans la vieillesse, nos os, nos vaisseaux, les principaux de nos organes s'incrustent de sels terreux; que certains s'ossifient complètement; et vous avez encore présente à l'esprit cette diminution notable des fluides qui servent à la digestion: de la salive, du suc gastrique principalement. Notre organisme, n'ayant plus assez de ses dissolvants ordinaires ne peut que beaucoup souffrir de cette absence; l'acide lactique, vu sa grande diminution, ne dissolvant que très-incomplètement les phosphates calcaires, les autres sels terreux renfermés dans les aliments, le dépôt de ces sels amène nécessairement les désordres que vous connaissez. Rendre à l'écouomie ce précieux dissolvant, serait donc chose très-rationnelle, ce serait peut-être le moyen le plus sûr de faire disparaître la plupart des maladies de cet âge, de conduire l'homme à la longévité la plus reculée. On pourrait faire **prendre** après le repas des pastilles à l'acide lactique; on pourrait préparer une liqueur de table à l'acide lactique... Cette liqueur, *nouveau cent-sept ans*, aurait au moins le mérite de l'actualité; elle ne pourrait nuire en aucune manière; au contraire, elle ne pourrait qu'avoir les plus immenses avantages. Je livre ces pensées aux investigations de la science, qui, déjà, en a dit un mot, et j'abandonne la composition de ma liqueur à quelques intelligents liquoristes...

Dimanche prochain, nous nous occuperons de l'eau, cette boisson si universellement répandue.

L'eau provient d'une seule et même origine: le Ciel ; qu'elle coule d'une source, d'une rivière, ou qu'on la puise dans un puits, c'est toujours de l'eau de pluie que l'on a. Mais, en traversant le s l, les différents terrains, cette eau se charge de principes utiles, de même qu'elle peut se charger des principes les plus nuisibles, même les plus dangereux.

Les plus salubres de toutes les eaux, vous le savez déjà, c'est l'eau de pluie; après cette eau vient celle des sources, toujours si limpide; puis celles des rivières, toujours trouble et terreuse après les crues, etc.; arrive, en dernier lieu, l'eau des puits généralement si lourde, si chargée de sulfate de chaux, etc. Une eau potable doit marquer de 10 à 21 degrès à l'hidretimètre et sa température doit être de 10 à 14 degrès. On sait combien une eau tiède est nauséeuse et nuisible a la santé.

En général, on s'occupe trop peu de l'eau; on ne pense point assez que c'est l'eau qui sert de véhicule à nos aliments, comme à nos boissons; l'administration elle-même, à laquelle incombe le devoir de veiller au plus grand bien de tous, n'a pas assez pris à cœur, dans la grande majorité des cas, de doter les hommes qu'elle administre de- bienfaits d'une eau potable, d'une eau qui remplisse toutes les conditions de salubrité voulues. Dejà j'ai appelé toute l'attention de l'autorité sur ce point important d'hygiène publique ; qu'elle me permette de le faire une nouvelle fois, rien ne contribue davantage à la santé, à la longévité des hommes que la possession de bonnes eaux.

En 1860, un administrateur très-distingué, que la confiance de l'Empereur avait placé à la tête de notre arrondissement, qui, aujourd'hui, est élevé aux fonctions de préfet, M. Larribe, m'a fait l'honneur de me demander des renseignements sur l'eau de Rollot, qu'il croyait salubre, et qu'il avait l'intention de faire arriver à Montdidier. Il est résulté des renseignements que j'ai fournis à cet excellent administrateur que l'eau de Rollot est absolument impropre à remplir le but qu'il se proposait : cette eau est des plus mauvaises, des plus insalubres ; on peut, comme à toutes des eaux semblables, lui rattacher les plus fâcheux effets, les plus graves des maladies: la perte des dents, les scrofules, les squirrhes et les cancers de l'estomac si fréquents chez nous, comme dans bien des localités.

L'eau de Rollot est très-séléniteuse: elle contient une grande quantité de sulfate de chaux (plâtre), des matières terreuses en abondance et des matières organiques provenant des infiltrations des fumiers, en général, placés à une trop faible distance des puits... Ailleurs, les fosses d'aisance ajoutent à l'eau leurs dangereuses infiltrations.

En présence de ces faits on se demande nécessairement ce que doivent être les eaux des puits qui se trouvent dans le voisinage des cimetières... Voyez donc tout ce que nous ingérons!

Je ne vous parle pas du carbonate de chaux qu'elles tiennent en dissolution; ce sel, loin d'être nuisible, peut faire beaucoup de bien. Mais, je dois insister sur le sulfate de chaux qu'elle renferme en abondance (0,100 par litre), de même que sur les matières organiques de ses infiltrations qui s'élèvent pour la même quantité d'eau à 0,010. Je ne vous dis rien de son acide carbonique ni des autres sels que l'analyse chimique y rencontre :

sulfate de magnésie et de soude, chlorure de sodium et de potassium, nitrate de chaux, oxyde de fer, mais je ne puis passer sous silence que son titre hydrotimétrique est de 60° avant l'ébullition et qu'il reste à 18° après une demi-heure de cette dernière, ce qui prouve combien encore elle est chargée et que cette opération ne la purifierait pas. A Paris, l'eau de la Seine marque 18° à l'hydrotimètre avant l'ébullition, mais après, elle n'en offre plus que 4 ou 5. Vous voyez par tout ceci combien notre eau est loin de ce qu'il faudrait. Il en est de même de celle de la plupart de nos localités. En outre, et vous le savez tous, dans les saisons chaudes, notre eau exposée à l'air et au soleil se corrompt rapidement: témoin la matière verte qui s'y dépose en notable quantité. Chacun de vous se rappelle combien vite se couvrent de cette matière les seaux dans lesquels on abreuve le bétail, quand ceux-ci ne sont pas nettoyés assez fréquemment.

Il résulte des recherches auxquelles je me suis livré pour répondre à l'attente de M. le Sous-Préfet, que les deux meilleures, ou plutôt les deux moins mauvaises eaux de Rollot sont celles d'un puits situé près la Place des Clos, et celle d'un autre puits sis à l'extrémité ouest de la commune. La modification heureuse de ces deux eaux m'a paru tenir à la grande quantité de sable à travers laquelle elles se filtrent avant d'arriver dans les puits.

Il n'est pas possible de se procurer à Rollot une bonne eau, une eau salubre, propre à tous les besoins de la vie ; une eau de cette nature n'est pas possible, non plus, dans aucune de nos communes voisines.

Dans certaines localités , on fait venir de loin des eaux que l'on sait meilleures que celles que l'on a; mais on peut encore avoir des eaux mauvaises si l'on n'a pas le soin que ces eaux, recueillies à leur source, arrivent à leur destination par des tuyaux hermétiquement clos afin qu'elles soient exemptes de toute communication avec le sol et des infiltrations qui pourraient s'y produire. Ce point de pratique est de la plus extrême importance.

Il résulte de nombreuses recherches auxquelles je me suis livré, et avec nos plus mauvaises eaux, qu'on peut très-avantageusement les corriger. Vous vous le rappelez tous, déjà, je vous ai indiqué le carbonate ou le sous-carbonate de potasse à la dose de 75 centigrammes à un gramme et même un gramme et demi par litre d'eau, suivant qu'elle est plus ou moins chargée, pour la rendre propre au lessivage du linge. Vous n'avez pas oublié non plus le nouet de cendres du foyer que j'ai conseillé de mettre dans la marmite pour la plus facile cuisson des haricots secs, cendres qui agissent absolument comme les sels ci-dessus.

Aujourd'hui j'obtiens, pour mon usage personnel, une eau salubre, et je conseille à mes concitoyens d'adopter ma manière de faire : d'ajouter à l'eau dont ils font usage pour tous les besoins domestiques, un gramme de bicarbonate de soude ou même un peu plus de ce sel quand l'eau est très-mauvaise ; et, après quelques heures de mélange, de passer au filtre. Cette addition, loin d'être nuisible, est très-avantageuse L'eau, ainsi corrigée, est très-agréable à boire, surtout par son mélange avec le vin, dans lequel elle acquiert un léger excès d'acide carbonique. On prépare de la même manière toute l'eau devant servir à la préparation des aliments, à celle du cidre, de la bière, etc. Le sel alcalin décompose le sulfate de chaux, en le convertissant en bicarbonate, ce qui offre l'immense avantage que vous connaissez, et qui permet ensuite d'arriver à mieux.

Un mot d'explication maintenant sur le filtre dont il convient plus particutièrement de se servir. Le filtre au charbon est préférable au filtre de pierre. Le filtre du Commun remplit bien le but, mais au bout d'un certain temps, le charbon renfermé dans cet appareil perd nécessairement de ses propriétés. Le filtre en pierre ne vaudrait rien pour nous à cause des matières d'infiltrations insalubres que vous connaissez ; le charbon seul peut débarrasser nos eaux de ces produits dégoûtants et dangereux. Il faudrait donc, quand on se sert d'un filtre au charbon depuis longtemps déjà, ou que l'on fait usage d'un filtre de pierre, placer directement dans ce filtre quelques poignées de charbon de bois grossièrement pulvérisé et soigneusement lavé, environ un demi-kil. par chaque quantité de 10 litres d'eau, charbon qu'on renouvellerait tous les deux mois. De cette façon, on aurait une eau bienfaisante, au lieu d'une eau des plus nuisibles ; et cela, ne coûte presque rien. Ne reculez donc personne contre le petit embarras dont je vous parle, vous serez payés au centuple, par votre bonne santé, des minimes peines que vous vous donnerez. Que dans les localités où l'eau est semblable à la nôtre, que dans notre chef-lieu d'arrondissement on fasse de même, s'il demeure impossible d'arriver à la réalisation du projet dont il avait été question.

Les personnes qui ne voudraient pas faire l'acquisition d'un filtre, pourraient s'en créer un elles-mêmes; il leur suffirait de faire disposer à cet effet un petit tonneau à double fond, le second de ces fonds percé de trous ; sur cette sorte de diaphragme, on placerait un grand morceau d'étoffe de laine sur lequel on disposerait deux couches, l'une de charbon, l'autre de gravier ou de sable, bien lavés; l'eau, en traversant ces matières, sortirait potable par le robinet. La place de ce filtre, comme de tout autre, du reste, serait un endroit frais, afin que la température de l'eau reste convenable, qu'elle ne puisse s'élever par trop dans la saison des chaleurs.

Vous savez maintenant, messieurs, que dans la vieillesse tous nos tissus s'encroûtent, que beaucoup s'ossifient, et que le suc gastrique a considérablement perdu de son pouvoir dissolvant; vous concevez dès lors, combien il est indispensable aux vieillards de ne pas ajouter à cet état déjà si grave, l'usage de mauvaises eaux.

Une particularité que j'ai besoin de ne pas passer sous silence, est celle-ci : à Rollot, ainsi que vous l'avez vu, l'eau contient 0,100 de sulfate de chaux par litre. A Vaux, elle n'en renferme que

0,020; ici, la matière organique est plus considérable que chez nous , elle est de 0,030 avant l'ébullition. Le titre hydro-timétrique de l'eau de Vaux est de 30°; elle n'est plus que de 10° après l'ébullition; il m'a paru nécessaire de faire ressortir ces différences.

Je dois vous faire connaître encore un moyen très-simple de se procurer une excellente eau de table avec des eaux non séléniteuses mais qui sont chargées de matières organiques. Il suffit de faire pré-parer, par son pharmacien, une disso-lution neutre de trisulfate d'alumine, et d'ajouter une pârtie de cette solution sur 7,000 parties de l'eau à corriger, soit une cuillerée à bouche dans un seau or-dinaire. Aussitôt le mélange opéré, un nuage se forme, des flocons chargés des matières organiques descendent rapi-dement au fond du vase, et après 6 ou 8 heures de l'opération, l'eau est débar-rassée de toute coloration, de toute saveur désagréable, de toute odeur; elle est pure, elle est salubre.

Je vous ai dit que le savon se convertit en grumeaux dans les eaux séléniteuses, qu'il ne s'y dissout pas ; je vous ai dit, aussi , que dans ces mêmes eaux les graines légumineuses sèches, le haricot, etc., durcissent, ne cuisent pas. Suit-il de là qu'une eau de puits propre au lessivage et à la cuisson des graines dont je parle soit réellement potable, ne recèle rien qui soit préjudiciable à la santé ? ce serait donner dans une bien grande erreur que de faire une pareille supposition: à Vaux, à Royc-sur-le-Matz, par exemple, et dans une infinité d'autres endroits, les eaux possèdent les deux propriétés dont je parle, mais elles ont le terrible inconvénient de déterminer le goître. Dans le premier des villages que je viens de citer, il y a 11 goîtreux sur une population de 210 habitants. Dans le second, sur 503, il y a 24 individus atteints de goître. A quelle cause donc est due cette disgracieuse et repoussante affection?

Des savants en ont accusé la magnésie renfermée dans les eaux, d'autres, le sulfate de chaux, d'autres, le sulfate de fer; mais des démentis formels ont été donnés dans les uns et les autres cas. On a prétendu aussi qu'une eau trop pauvre en iode donnait indubitablement le goître; cette proposition a été considérée aussi comme trop absolue. Il résulte de nombreuses recherches que le goître devient endémique partout où le sol est magnésien, où les eaux renferment de la magnésie.

De la magnésie calcinée, prise à la dose
de 50 centigrammes par jour, et pendant
14 mois, a donné lieu à la formation d'un
goître assez volumineux et parfaitement
caractéristique chez un ingénieur de la
marine. Dans le Valois, ces pays où l'on
compte le plus de goîtreux et de crétins,
il y a, sur la rive droite du Rhône, deux
villages Fully et Saillon, villages dans
les mêmes conditions d'exposition, d'altitude d'aération, dont l'un, Fully, est
tristement renommé pour le nombre de
ses goîtreux, et dont l'autre , Saillon ,
était complètement indemne de cette
difformité et dont les habitants jouis-
saient de la plus belle santé. Aujour-
d'hui Saillon fourmille de goîtreux.
A quelle cause peut donc tenir cette sin-
gulière modification ? Le voici : malgré
des conseils opposés, Saillon a changé
la prise d'eau qui l'alimentait, elle a re-
monté cette prise d'eau de la partie inférieure du torrent (la Solente), au point
où celui-ci se precipite en cascades des
glaciers de la montagne. Entre les deux
prises d'eau, il existe une source thermale
abondante qui se jette dans le torrent,
dont elle forme à peu près la 60ᵉ partie et
cette source renferme au moins 60 fois
plus d'iode que l'eau de Paris et des autres
localités où le goître reste inconnu. L'eau

détournée en amont de la source chaude et qui est privé d'iode comme celle de Sally, doit donc aussi donner le même résultat, c'est aussi ce qui a lieu.

Sans aller chercher si loin des exemples, messieurs, voyons ce qui a lieu pour Vaux et Frétoy, deux petits villages qui se touchent et qui paraissent daus les mêmes conditions hygiéniques. Vaux, sur 210 habitants, 11 goîtreux; à Frétoy, sur 125, pas un seul. Il est à remarquer que dans cette dernière commune les puits ont 30 à 33 mètres de profondeur, tandis qu'à Vaux, ils n'en ont que 15 à 16. Mais ne nous occupons pas plus longtemps de l'étiologie si controversée du goître et constatons un fait très-important : c'est que l'iode guérit et même prévient le goître. Il suffit d'ajouter, aux eaux qui donnent le goître , 10 centigr. d'iodure de potassium par litre, ou de faire la même addition au sel qui sert aux usages de la maison. De cette manière, le goître ne se développera plus ; après un long usage de l'un ou de l'autre de ces moyens, il disparaîtra même très-fréquemment, à moins que son existence ne date de très loin ou qu'il ne soit très-volumineux. Si j'administration s'occupait de cette grave question , si le consommateur trouvait chez son épicier du *sel marin iodé* au titre ci-dessus, si la solution iodurée dont il vient d'être question était par tous les goîtreux mêlée à leur eau, il est positif que le goître finirait par disparaître de toutes les localités où il règne où il est endémique. Je ne saurais trop recommander ce petit, mais si précieux moyen à tous mes concitoyens, à tous ceux sous les yeux desquels ces lignes pourront passer. Est-il necessaire d'ajouter, que là où règne le goître, quand les vaches doivent être abreuvées avec l'eau fournie par les puits de ces localités, de l'iodure de potassium, dans les proportions indiquées, doit être ajouté à cette eau, afin que le lait, à son tour, ne vienne pas atténuer plus ou moins les avantages que l'on avait obtenus par l'addition à l'eau ou au sel de l'anti-goîtreux dont je viens de parler ? Il n'est pas besoin de dire non plus que l'eau destinée à la fabrication du cidre ou de la bière doit renfermer aussi le même sel iodé; ces choses viennent d'elles-mêmes à l'esprit de chacun.

En attendant que le gouvernement ait pris les mesures nécessaires pour que, dans les pays à goître, les habitants puissent trouver le sel iodé qui leur est nécessaire, ils le feraient préparer aux pharmaciens, ou ils le prépareraient eux-mêmes, en mêlant à leur sel la quantité d'iodure qui vient d'être fixé. On pourrait augmenter cette dose dans les endroits où l'endémicité goîtreuse se montrerait dans son plus haut degré, on l'élèverait sans inconvénient à celle de 3 ou même de 4 décigrammes.

Mais laissons donc cette petite excursion que nous venons de faire dans une autre voie que celle d'aujourd'hui. Si la vieillesse n'en profite pas pour elle-même, elle pourra en profiter pour les siens; sa voix est toujours si fructueusement entendue... On me pardonnera donc ce petit écart en faveur du mobile qui me l'a fait commettre.

A la semaine prochaine, messieurs, pour la continuation de ce qui a trait aux eaux.

—

Un assez grand nombre de personnes, persuadées qu'elles sont des dangers des mauvaises eaux, recueillent de l'eau de pluie dans de grands réservoirs en zinc, et d'autres font établir des citernes. Je dois, à cette occasion, vous signaler les quelques inconvénients que voici : les tonneaux en zinc, dans lesquels on recueille l'eau de pluie, recèlent en même temps toutes les impuretés que cette eau rencontre en passant sur les toîts, vous connaissez tous ces myriades d'insectes qui, après un long séjour dans un vase, ne manquent pas de s'y développer. Ces tonneaux sont fréquemment placés sans discernement; beaucoup sont au midi, quand tous devraient être à l'exposition du nord; en outre, le plus ordinairement, ils ne sont pas nettoyés assez fréquemment. Je ne parle pas des sels et oxydes de zinc, que l'eau, de la sorte conservée, peut recéler; il résulte d'une longue expérience

que la quantité de ces sels est trop minime pour nuire à la santé. Partout on
voit de ces réservoirs, et nulle part on
n'a encore signalé aucun fait démontrant
que ces eaux soient devenues nuisibles.
Je préférerais cependant un tonneau ordinaire intérieurement carbonisé, qui
corrigerait toute odeur, toute matière
organique qui serait susceptible de s'y
manifester.

Les citernes, à cause de la stagnation
des eaux, à cause de leur voisinage avec
des arbres dont la chute, la décomposition
des feuilles ne peut qu'être nuisible, à
cause de leur proximité avec des usines
dont les cheminées vomissent des masses
de suie que les vents amènent à la surface
des eaux, à cause enfin, de la présence
de milliers de petits êtres vivants et de
végétaux qui finissent par se putréfier et
altérer leurs eaux, ne manquent pas,
comme vous le voyez, de s'écarter notablement du but. A ciel ouvert, elles ont
l'avantage de l'aération de l'eau, mais
dans les chaleurs de l'été, ces eaux deviennent tièdes, ce qui est très-préjudi-
ciable à la santé. A Paris, on voit de
nombreux réservoirs d'eaux qui présentent les mêmes inconvénients. Un savant
a proposé de protéger les bassins par une
double voûte : la première peu épaisse

au-dessus de l'eau pour abriter celle-ci de la lumière, de l'air et du soleil; la deuxième plus mince encore, distante d'un mètre, pour empêcher qu'elle ne s'échauffe par le soleil. Il conseille aussi de nettoyer ces réservoirs tous les mois pendant la saison chaude, et quand ils sont à sec ; d'y brûler du soufre sous une bâche de toile afin d'empêcher la fermentation des algues et des débris d'infusoirs végétaux et animaux. Sauf le défaut d'aération qui résulterait de la présence de ces voûtes, les autres conseils paraissent excellents. Mais il semble contraire aux principes de l'hygiène de couvrir les réservoirs d'eau, les puits, les citernes, les bassins, à cause de l'avidité de l'eau pour l'oxygène de l'air, et parce que bientôt les eaux privées d'air s'altèrent, prennent de l'odeur et un goût de renfermé fort désagréable. C'est à la science, du reste, à se prononcer de nouveau entre les deux opinions différentes que je viens de rapporter. Ceux d'entre vous, messieurs, qui ont des citernes, devront les vider, les nettoyer fréquemment, et passer au filtre, et au filtre au charbon l'eau dont ils font usage ; cette eau, toujours devra être préférée à l'eau des puits. Dans les localités où le goître se développe, tous les habitants, comme

premier moyen préventif, devraient boire
de l'eau de citerne ou de l'eau recueillie
dans les tonneaux dont il vient d'être
question.

Il est un genre de citerne qui pourrait
être établi partout, qui aurait tous les
avantages désirables, et qui serait exempt
des inconvénients que je vous ai signalés:
je veux parler de la citerne que chaque
propriétaire, jaloux de conserver sa santé
et la santé des siens, devrait faire établir:
la citerne vénitienne, qui, à l'avenir, devrait se rencontrer partout. Les chefs de
maison, d'usines, les administrateurs
urbains et municipaux ne sauraient mieux
utiliser les fonds à leur disposition que
par l'établissement de ces sortes de citernes. Je fais des vœux pour qu'on ne
tarde point à en établir partout. Les populations béniront ceux qui prendront
l'initiative de les doter d'eaux irrépro-
chables. A l'œuvre, vous donc qui pos-
sédez ou qui administrez. Voici, du reste,
la description de la citerne vénitienne,
telle que la décrit l'ingénieur de la mu-
nicipalité de Venise.

« On creuse le sol jusqu'à environ
trois mètres de profondeur: les infiltrations
de la lagune empêchent d'aller plus avant.
On donne à l'excavation la forme d'une
pyramide tronquée, dont la base regarde

le ciel. On maintient le terrain environ
nant à l'aide d'un bâti en bois de chêne
ou de larix, s'appliquant sur le sommet
tronqué aussi bien que sur les quatre côtés
de la pyramide. Sur le bâti en bois on
dispose une couche d'argile pure, bien
compacte et bien liée, et dont on unit la
surface avec le plus grand soin. L'épaisseur de cette couche est en rapport avec
la dimension de la citerne ; dans les plus
grandes, elle n'a pas plus de 30 centimètres.
Cette épaisseur est suffisante pour ré-
sister à la pression de l'eau qui sera en
contact avec elle, et aussi pour opposer
un obstacle invincible aux racines des
végétaux qui peuvent croître dans le sol
environnant. On regarde comme très-
important de ne point laisser de cavités
où l'air puisse se loger. Au fond de l'excavation dans l'intérieur du sommet
tronqué de la pyramide, on place une
pierre circulaire creusée au milieu en
fond de chaudron, et on élève sur cette
pierre un cylindre creux du diamètre
d'un puits ordinaire, construit avec des
briques sèches bien ajustées ; celles du
fond seulement étant percées de trous
coniques. On prolonge ce cylindre jusqu'au-dessus du sol, en le terminant
comme la margelle d'un puits. Il y a ainsi
un grand espace vide entre le cylindre

qui se dresse au milieu de l'excavation pyramidale et les parois de la pyramide revêtues d'une couche d'argile reposant sur le bâti du bois. On remplit cet espace avec du sable de mer bien lavé. Avant de couvrir le tout avec le pavé, on dispose, aux quatre angles de la base de la pyramide, une espèce de boîte en pierre fermée par un couvercle également en pierre et percé de trous. Ces boîtes, appelées *cassetoni*, se lient entre elles par un petit canal de briques sèches reposant sur le sable. Le tout est recouvert enfin, par le pavé ordinaire, qu'on incline dans le sens des quatre orifices des angles des *cassetoni*. L'eau recueillie par les toits entre par les cassetoni, pénètre dans le sable à travers les jointures des briques des petits canaux et vient se rassembler en prenant son niveau au centre du cylindre creux, dans lequel elle s'introduit par les petits trous coniques pratiqués au fond. »

Une citerne ainsi construite et bien entretenue donne une eau très-limpide et la conserve parfaitement jusqu'à la dernière goutte.

Or, partout où il y a un toit, il y a moyen de recueillir l'eau de pluie; partout, il y a du sable, de la pierre, de l'argile, des briques. Il faut seulement que l'argile soit bien liée, que le sable soit

bien pur, bien lavé; s'il contenait de la
terre, il fournirait à l'eau des principes
fermentescibles; il faut, en outre, que
ce sable soit bien isolé du terrain environnant par l'argile. Ces conditions, on le
voit, sont faciles à remplir et quand on
songe à une foule de localités, où l'on ne
peut obtenir de l'eau qu'à grands frais et
d'une manière insuffisante, on comprend
que le bienfait d'une citerne vénitienne
y serait bien placée.

Maintenant, messieurs, je vais vous
dire un mot de deux de nos principales
excrétions.

Vous savez que le résidu de nos aliments
doit être régulièrement porté au dehors,
et sans aucune difficulté, pour que la
santé n'ait rien à souffrir de ce côté. Mais,
à l'époque où nous vivons, on rencontre
plus de constipations que jamais, à quoi
cela tient-il donc? Autrefois, dans chacun
des ménages, on faisait soi-même le pain
destiné à la famille; ce pain était savou-
reux, très-digestible et très-nourrissant.
Il était moins blanc, c'est vrai, mais c'est
à cet état qu'il devait les qualités dont je
viens de parler. Aujourd'hui, on vit au
boulanger; dans la majorité des cas, on
ne fait plus son pain chez soi, c'est une
chose bien fâcheuse sous bien des points.
Pour ne nous occuper que de la cause qui

a principalement trait à l'état auquel il
importe de remédier, je la trouve dans
l'extrême blancheur du pain que l'on
mange et qui, par les raffinements du
blutage, se trouve privé d'un principe
fluidificateur qui ajoutait beaucoup à la
nutrescibilité du pain et d'un principe
quelque peu luxatif qui s'opposait à la
constipation: le son. Le pain blanc *dessèche*,
disait Hippocrate, et le pain bis *évacue*.

Le pain de son qu'on emploie depu i
un certain temps pour prévenir et même
pour combattre la constipation, est un
des meilleurs moyens à employer. Seulement, ce pain doit être soigneusement
préparé. En Angleterre, on le fait avec
de la farine de blé renfermant 0,05 à 0,10
de son. On peut en faire confectionner ici
avec partie égale de petit son et de farine
de froment; mais il est indispensable que
le boulanger ait recours à un pétrissage
à part et suffisamment prolongé, la simple
incorporation du son à un morceau de
pâte pétrie, ferait complètement manquer
le but. 100 grammes de ce pain ajoutés
à chaque repas au pain ordinaire amè-
neraient le résultat voulu. Le pain de
seigle préparé en Bretagne pourrait encore
être utilisé. La constipation est extrêmement pernicieuse aux vieillards, elle
devient la cause de maux de tête opi-

niâtres, de congestions vers le cœur ou le cerveau, de hernies, d'inflammations, de fissures anales, de paralysie et même de chute du rectum, d'affections vésicales et utérines; aussi, dans les cas où le pain de son, où le régime seraient impuissants contre elle, faudrait-il recourir au petit moyen que chacun connaît et même à de légers purgatifs, mais ces derniers sont du ressort du médecin; l'hygiéniste ne peut qu'appeler l'attention sur leur emploi.

La régularité dans l'excrétion urinaire n'est pas moins nécessaire à la santé que la régularité dans la fonction dont nous venons de parler. Le séjour trop long-temps prolongé de cette excrétion dans le réservoir qui la recèle, est une grande cause d'affections calculeuses, une grande cause de rétention ou d'incontinence du liquide amassé, une grande cause de paralysie même de l'organe.

Plus on avance en âge, plus il faut être soigneux d'obéir au besoin qui fait connaître que cet organe est le siége d'un trop plein qui le gêne, et plus il faut se garder de ne pas le vider complètement. A chacune des mictions, il faut avoir la *patience* nécessaire et surtout ne pas croire finie une chose qui ne l'est pas totalement. Il est facile à chacun de s'assurer que quand on se presse par trop, on laisse en

soi une certaine quantité de liquide, qui,
à la volonté, s'échappe de nouveau au
dehors. Je ne saurais trop appeler l'attention du vieillard sur ce point...

Que vous dirai-je maintenant d'une
fonction qui est commune aux deux sexes,
et dont nos convenances sociales ne nous
permettent pas de prononcer crûment le
nom? Je m'abstiendrais même de toucher
à ce sujet s'il ne faisait partie intégrante
des conseils que je dois donner aux vieillards.

On se croit jeune encore, on se croit
encore plein de feu, plein de vigueur,
mais qu'on ne s'abuse point, qu'on se
garde des excitations factices qui ne sont
plus l'appétit même de l'organe. Plus on
avance en âge, plus la vieillesse se pro-
nonce, tout acte du genre de celui auquel
je fais allusion, lorsqu'il est répété in-
tempestivement, brise un anneau de la
chaîne de la vie, de cette chaîne qui devient plus courte de jour en jour, et dont
il faut savoir ménager les chaînons. Ici
encore on doit, si non amasser, du moins
conserver pour l'avenir. Parvenue à l'âge
de retour, la femme doit être soigneuse
de ne rien faire de ce qui peut entretenir
certaines affections communes à cet âge,
comme de tout ce qui pourrait donner
naissance à d'autres maladies; elle aussi,

doit être d'une extrême sobriété en toutes choses. Elle doit éviter la polyhémie, cette surabondance de sang qui lui fait tant de mal: elle doit éviter toute exaltation de la sensibilité ; elle doit éviter tout réveil inopportun de désirs qui sommeillent, toute irritation d'organes qu'il faut laisser au repos.

Dans l'hiver de la vie, de même que dans l'hiver des saisons, on trouve bien encore quelques fleurs sous la glace, mais cette dernière est si glissante que vouloir cueillir de ces fleurs c'est s'exposer à des chutes mortelles ; il ne faut pas oublier que les ruptures d'anévrismes et les apoplexies foudroyantes peuvent être là, tout près de l'imprudent. C'est mon dernier mot sur ce sujet; dimanche prochain nous en aborderons un autre.

HYGIÈNE DE LA LOCOMOTION
ET DE LA CIRCULATION.

—

A tout âge, l'exercice est indispensable; le travail fait le plus grand bien. Dans la vieillesse, l'exercice est plus indispensable encore ; toutes les fonctions y gagnent, et il est d'observation que les vieillards qui s'abandonnent au repos vivent bien moins longtemps que ceux qui continuent à s'exercer, à travailler selon les forces que la nature leur laisse. L'exercice modéré fournit aux poumons une plus grande quantité d'oxygène, et ceux-ci rejettent beaucoup plus d'acide carbonique que pendant le repos ou tout exercice violent. Dans la vieillesse où l'oxygène ne s'offre plus à la combustion respiratoire en assez grande quantité, on doit donc tenir en sérieuse considération, ce point de pratique ici beaucoup plus indispensable qu'aux autres stades de

la vie. Si vous rencontrez un beau
vieillard, vert encore malgré son grand
âge, demandez-lui s'il a beaucoup tra-
vaillé où s'il a vécu dans un repos pré-
dominent ? Il vous répondra : dès
l'aube, j'étais au travail quand j'étais
jeune, mon bonheur, je l'ai toujours ren-
contré dans les occupations, et aujourd'hui,
malgré mes 85 ans, je ne reste jamais
oisif un seul instant. D'un autre côté,
messieurs, voyez les hommes qui, d'une
vie active, passent à une vie de repos;
voyez ces travailleurs qui, voulant jouir
du produit de leurs épargnes, quittent
leurs habitudes des champs, voyez ces
hommes à professions libérales qui veulent
aussi demander au repos la récompense
de toutes les peines qu'ils se sont données;
voyez les négociants qui laissent là les
affaires, ces vieux officiers qui quittent
le service , etc., etc.; voyez tous ces
hommes, qui, en général, redemandent à
la bonne chère, à une douce inaction, au
jeu, à la fréquentation des cafés, des
plaisirs qu'autrefois ils ne pouvaient
qu'entrevoir, et que tant ils enviaient, ils
conviennent, mais trop tard, qu'ils se sont
retirés trop tôt. La maladie, les souffrances, les infirmités, leur arrivent à grands
pas, ils succombent jeunes encore pour
la plupart, quand, par la continuation de

leurs habitudes, ils eussent vécu beaucoup
plus longtemps. Je ne viens pas dire cependant qu'il faille travailler toujours,
non, vous me trouveriez d'une exigence
par trop absolue. Du moins, quand vous
vous retirerez des affaires, créez-vous
quelque nouvelle occupation qui néces-
site du mouvement, de l'exercice en plein
air, et surtout, au lieu d'augmenter la
richesse de votre nourriture, de jouir des
délices d'un bon vin, faites comme le
centenaire Cornaro, devenez plus sobres
que jamais, c'est à ces conditions que
vous devrez de ne pas laisser en route
des années de vie que la nature avait
mises en vous.

Vous vous rappelez l'histoire de Cornaro; 360 grammes de nourriture solide
(12 onces), et 420 grammes de vin
(14 onces), constituaient toute sa nourriture journalière, et encore diminua-t-il
cette quantité avec l'âge ; ce qui n'a pas
peu contribué à la belle longévité dont
j'aime à vous parler une nouvelle fois.

L'exercice favorise le jeu de toutes les
fonctions. Pris avant le repas, l'exercice
modéré augmente d'un degré environ la
température de l'estomac; il favorise, ac-
célère la digestion et augmente la richesse des sucs digestifs; l'exercice facilite le travail intellectuel : — on pense

mieux en se promenant qu'en restant en place; — il décongestionne le cerveau et s'oppose aux stases sanguines qui s'y opèrent pendant tout travail soutenu. On ne saurait trop le recommander aux hommes de bureau et de cabinets. On adoptera le genre d'exercice qui conviendra le mieux : le billard, la chasse, l'arc, la vectation, etc., la marche surtout; et l'on évitera, avec le plus grand soin, les exercices fatigants ; outre que ceux-ci amènent l'épuisement des centres nerveux, ils troublent les fonctions digestives, produisent l'altération du sang et déterminent des congestions dangereuses, des maladies extrêmement graves.

Certains vieillards ont la marche difficile, hésitante, mal assurée et constituée par de très-petits pas; en même temps, beaucoup se courbent, portent la tête trop un avant. Cet état mérite la plus sérieuse attention. Il est indispensable que les personnes qui se trouvent dans ces conditions se livrent toujours à une marche à pieds de deux heures au moins, et qu'elles aient le plus grand soin, au lieu de ne faire leurs pas que de peu d'étendue, de les porter à un quart, à un demi mètre, et même à davantage encore quand la chose se pourra. Pour arriver à ce résultat, il est indispensable

de relever la tête, de la porter en arrière,
de redresser le dos, et cela, en même
temps qu'on porte les jambes en avant.
Il faut une volonté ferme, il faut persé-
vérer ; les muscles reprendront de la force
et de la vigueur par cet exercice fréquemment répété. Quand, comme la chose a
lieu le plus généralement dans ces cas,
l'état s'accompagnera de douleur à la
nuque, de roideur de la colonne épinière,
on s'adressera à son médecin, qui con-
seillera quelque liniment calmant approprié.

Je vous ai dit, messieurs, que dans le
canal digestif ce laboratoire de chimie
vivante où les substances alimentaires se
transforment en chyle, celui-ci est absorbé par les mille bouches béantes qui
le saisissent au passage dans le long par-
cours que la nature lui veut. Je dois
ajouter, aujourd'hui, qu'arrivé dans une
veine d'un certain calibre, la veine sous-
clavière gauche, cette sorte de sang blanc
s'y mêle au sang noir de retour, qu'il arrive dans l'oreillette droite du cœur, passe
dans le ventricule du même côté, et
celui-ci le chasse dans les poumons où il
acquiert, avec le sang veineux auquel il
est mêlé, toutes les qualités que vous lui
connaissez; qu'il revient dans l'oreillette,
puis dans le ventricule gauches, d'où, de

nouveau, il est chassé dans les parties les plus reculées de l'économie. Vous connaissiez déjà une partie de ce que je vous reproduis.

Arrivant à l'hygiène de cette importante fonction, que vous dirai-je que vous ne pressentiez tous ? Chacun conçoit qu'un mauvais régime, que les abus de tous les genres d'excitants amènent nécessairement des palpitations répétées, des perturbations qui entrent pour une bonne part dans les maladies, les désorganisations de cet organe, et, par suite, déterminent une foule d'affections morbides qui usent la vie et font que celle-ci nous fuit bien avant le terme....

A notre prochaine réunion nous nous occuperons de l'hygiène des passions et de l'hygiène de l'âme.

HYGIÈNE DES PASSIONS.
HYGIÈNE DE L'AME.

Nous nous rappelons tous ce fabuliste phrygien, ce bon Esope qui, dans notre jeunesse, nous faisait passer des moments si doux. Aucun de nous n'a oublié les deux fameux repas où, devant servir tout ce qu'il y avait de meilleur et tout ce qu'il y avait de plus mauvais, il ne servit qu'une seule et même chose: des langues. Avec la langue, disait-il, on bâtit des villes, on fonde des empires, avec la langue on détruit les cités, on ruine les états. La langue peut devenir l'instrument de tout ce qui est beau, grand, noble, sublime, de même qu'elle peut être celui de ce qui est bas, abject, dégradant, criminel... Je vous en dirai tout autant des passions. Les passions font tout le bien, de même qu'elles font tout le mal de la vie, La passion conduit.

au trône, de même qu'elle conduit à l'é-
chafaud.

Si la passion fait les grands hommes,
si la passion fait les grands scélérats, il
importe donc de lui donner l'impulsion
convenable, de lui imprimer une bonne
direction, de la maîtriser, de la pondérer,
de la civiliser, si je puis ainsi m'exprimer. Rien n'use la vie comme les préoc-
cupations soutenues, les chagrins pro-
fonds, les émotions vives. Les chagrins
empoisonnent le sang, l'ambition énerve,
l'envie dessèche, la colère tue... Toutes
ces perturbations retentisssent sur le foie,
l'estomac, le cœur et le cerveau. Que de
personnes ont succombé, bien qu'assez
jeunes encore, aux engorgements du foie,
au squirrhe ou au cancer de l'estomac
ou de l'intestin, au ramollissement du
cerveau ou à l'apoplexie, toutes affections
dont les principales se trouvant positivement parmi celles que je viens d'énumérer.

Je dois vous dire ici, messieurs, que
sur 100 tumeurs cancereuses, 90 au moins
ont pris germe dans des affections tristes
et prolongées; et que, sur 8,272 aliénés
admis à Bicêtre et à la Salpétrière dans
le cours de 8 années, l'administration des
hôpitaux a pu constater que la majeure
partie de ces infortunés avaient perdu la

raison par suite de passions violentes ou
des chagrins trop vivement sentis.

Vous, dont les cheveux ont blanchi au
souffle des années, vous savez ce que peuvent les passions, vous avez été à même
d'apprécier le bien et le mal qu'elles traî-
nent avec elles; vous avez pu constater
les graves maladies, les épouvantables
catastrophes qui naissent des perturbations qu'elles déterminent ; personne ne
peut méconnaître que souvent elles brisent le ressort de la vie et s'opposent ainsi
à tout espoir de longévité.

Dans la vieillesse, bien des passions
ont fait leur temps. Celles qui restent, il
faut de toute nécessité ne pas leur laisser
franchir le cercle voulu. Une vie sobre,
une vie calme, une vie la plus douce
qu'on la puisse goûter, voilà les principales conditions sans lesquelles il est impossible d'atteindre à ce bel idéal de longévité vers lequel convergent nos plus
ardentes aspirations: on ne veut pas
mourir.

L'âme se nourrit du beau, du grand,
du juste, du sublime, de tout ce qui est
un progrès, qui devient une amélioration
pour l'humanité. Faites le bien, l'âme
est satisfaite et heureuse, faites le mal,
elle est contristée, atterrée, bourrelée de
remords; elle a horreur de tout ce qui est

bas, dégradant, de tout ce qui est vice,
vengeance, criminel. Serait-il déraison-
nable de penser que, de ces deux états
de l'âme, l'un ne soit susceptible d'entretenir la santé, et l'autre de la détruire ?
l'une de donner la longévité, l'autre de
briser la vie avant terme ?...

Une bonne, une sage morale élève
l'homme au-dessus de lui-même, adoucit
ses mœurs, amortit ses passions, le fait
ouir des délices de l'âge d'or, lui ouvre
la voie qui le conduit jusqu'aux pieds de
son Dieu !...

La lumière fait fuir les ténèbres, les
préjugés se fondent au feu sacré de la
science ; les superstitions, ces agents de
tant de maux et de tant de crimes, dis-
parais-ent sous les flots de l'instruction
que l'on verse sur la tête des peuples.
Sous l'influence de l'instruction et des
principaux enseignements de sa com-
pagne obligée: l'éducation, la fraternité
humaine cessera un jour d'être un vain
mot, le trait d'union qu'elles constituent
réunira tous les hommes, le crime disparaîtra de cette terre, et le glaive de la loi
n'ayant plus rien à frapper, il demeurera
au fourreau.

L'éducation, c'est la nourriture de l'esprit, c'est l'hygiène du cœur, c'est la
perfectibilité de l'âme.

Le bonheur présent conduit au bonheur futur, et le bonheur présent ne peut avoir lieu qu'autant que les fonctions de la vie physique et de la vie morale s'accomplissent dans la régularité qui est propre à chacune d'elle.

Dans tout le cours de la vie, l'esprit commande, le corps obéit, le cœur ressent, l'âme juge... Méditons donc les quelques enseignements qui précèdent et nous-mêmes nous formulerons les préceptes qui conviennent à l'hygiène de l'âme. Ecoutons constamment la voix de cette dernière, obéissons-y religieusement, elle ne nous laissera point faillir.

Vous l'avez vu, messieurs, dans cette longue suite de causeries, pour arriver à la longévité deux choses sont absolument indispensables: la santé du corps et la santé de l'âme. L'homme, par le bien-être général qu'il éprouve, par tous les rayonnements de bonheur qui brillent autour de lui, juge de suite de l'état parfait de sa santé, il juge tout aussi facilement s'il possède la santé de son âme. Il lui suffit, pour cela, comme la chose déjà vient d'être dite, d'interroger sa conscience, cette voix suprême qui ne lui ment jamais.

J'espère, mes bons amis, que vous ne négligerez rien de ce qui peut vous assurer la possession de ces deux inépuisables trésors. Ce sont des guides sûrs qui vous conduiront au but: vous aurez une belle vieillesse, vous vivrez plus de cent ans; c'est du moins le plus ardent de tous mes vœux.

J'allais terminer ici nos causeries, mais notre entretien de ce soir a été bien court et il nous reste encore plusieurs heures que nous pourrions utiliser. Si vous le voulez, nous causerons encore un peu; je vous reproduirai, sous forme d'appendice, quelque faits qui ne me paraissent pas dénués de tout intérêt; et dont quelqu'un peut-être fera son profit; ce sera de l'hygiène encore, mais sous une autre forme que celle que nous venons de faire : ces faits constitueront des enseignements avec lesquels il faudra savoir compter pour arriver à la longévité.

Sans cesse, messieurs, promenez vos regards tout autour de vous, observez, scrutez et faites votre profit de ce que vous aurez vu. L'expérience que l'on acquiert est plus précieuse que l'or que l'on amasse: il n'est pas de bien qu'elle ne donnerait si l'on savait suivre ses sublimes enseignements... Les bons exemples entraînent, les mauvais aussi. Donc, si vous vous efforcez de marcher droit votre chemin, de même que le font ceux qui suivent le leur sans le moindre tra-

vers, gardez-vous constamment de porter
votre pied sur la même pente glissante où
le pied d'un autre a failli, vous y feriez
infailliblement une pareille glissade. Une
fois entré dans le chemin du vice, on arrive invariablement aux mêmes défail-
lances... Et pourquoi, là où mon pied a
glissé, le vôtre resterait-il ferme si vous
le posiez à la même place ?...

⁎

Sachez modérer vos désirs : sont seuls
réellement pauvres ceux dont les désirs
s'étendent au-delà de ce qu'il leur est
possible de faire ou de posséder...

⁎

Parmi les nombreux ennemis qui rô-
dent continuellement autour de la demeure
de l'homme, il en est cinq principalement
qu'il faut considérer comme les plus re-
doutables et dont il faut continuellement
se garder : l'oisiveté, la paresse, le jeu,
l'ivrognerie, la débauche. Fermez-leur
donc à triple tour l'entrée de vos demeures,
car, soyez-en sûrs, la misère, la maladie,
la dégradation ne manqueraient jamais
d'y entrer avec eux et de très-rapidement
causer votre perte...

⁎

Connaissez-vous un moyen de ruine as-

surée? Faites ou soutenez des procès.
Votre argent, votre temps, votre tran-
quillité, votre santé, peut-être, tout y
passera. N'oubliez donc jamais que de
deux bons plaideurs, celui qui gagne son
procès sort en chemise du palais de la
chicane, et que celui qui le perd en sort
absolument nu; c'est vous dire que l'un
n'a plus rien, et que la ruine de l'autre
est presque totale. Arrangez vous-mêmes
vos différents; vous n'aurez à payer ni
exploits, ni avoué, ni experts, ni greffe,
ni enregistrement, ni frais de toutes les
sortes, et vous aurez encore un immense
avantage de plus: une affaire qui vous
tourmenterait pendant un an peut-être,
se trouvera finie du même jour, et sans
entraver autrement toutes les occupations
que nécessairement il vous faudra laisser
pour soutenir ou suivre un procès...

****

Tous les métiers sont bons, le métier
de mendiant excepté!... Voyez ce grand
et robuste jeune homme qui ne rougit pas
de vous tendre la main. Enfant, sa mère
lui apprit à mendier, adolescent, il con-
tinue de mendier, adulte, il promène le
même métier de village en village, et dé
votre porte à la porte de votre voisin.....
Combien cet infortuné est à plaindre!...·

Son instruction est nulle, son éducation
est pareille. Avec le lait de la mendicité
il a sucé bien des vices: il est paresseux,
buveur, débauché, méchant, il deviendra
voleur, criminel, peut-être. Son corps est
tout aussi pauvre que son esprit et son
cœur; il traîne partout la guenille... Que
ce mendiant, qui est comme les autres,
du reste, devienne un nouvel exemple de
ce qu'est la mendicité; que cet exemple
ramène le pauvre au travail, cette source
sacrée où se puisent tous les biens
le travail ennoblit, chasse la misère; la
mendicité dégrade, démoralise, conduit
à des privations et à des désordres sans
fin. Vous tous qui mendiez, s'il en est
temps encore, laissez donc ce vil métier,
devenez ouvriers, devenez artisans, tra-
vaillez; le pain que l'on gagne donne des
forces, soutient l'intelligence, moralise,
tandis que celui qu'on reçoit énerve les
plus belles qualités de l'homme, remplit
d'amertume tous les jours de sa vie...

.

Vous me demandez quelle est cette
femme qui, sous ses haillons de velours
et de soie,— les pires de tous les haillons,
— traîne une existence qui paraît si
profondément malheureuse? La vie de
cette femme est toute une histoire,

et qui s'applique infailliblement à toutes celles des créatures qui parcourent la même voie. Telle que vous la voyez, Eugénie n'a que trente ans. Si elle est si vieille à cet âge, si ses joues sont si creuses, ses pommettes si saillantes, son teint si décoloré, si terreux, ses yeux si ternes, si mornes, si bistrés; si des rides si nombreuses et si profondes sillonnent son front, ses tempes, toute sa figure; si ses mains sont si maigres, si décharnées, ses jambes si faibles, si tremblantes, si sa taille si belle, tant son être, autrefois si parfait, n'est plus que comme une ombre, si sa santé a subi de si mortelles atteintes, si sa poitrine oppressée est déchirée par une toux incessante qui en arrache jusqu'à du sang, si son estomac refuse d'éla_borer les aliments qui seuls pourraient réparer tant de pertes, si une fièvre lente la ronge, dévore le peu qui lui reste, si ses nuits sont si terribles de souffrances et d'insomnie, etc., tout cela elle se l'est donné par le sensualisme outré, extravagant, les excès de tous les genres dans lesquels jusqu'à ces derniers temps elle a vécu... Eugénie était belle, très-belle! et c'est sa beauté qui l'a perdue. Triste privilège parfois que la beauté ! Enfant, on lui répétait sans cesse qu'elle était jolie, que sa robe, que sa coiffure, que tout ce

qu'elle portait lui allait à ravir. On allu-
mait et l'on entretenait de la sorte le feu
de la vanité qui devait être pour elle la
source de tant de maux. Eugénie, enfant
gâté s'il en fût, n'allait presque jamais à
l'école, et son cœur, à peu près aussi vide
que son esprit, ne reçut que bien peu de
cesprincipes moralisateurs qui, plus tard,
font contre-poids dans la vie. A quinze
ans, elle partit pour Paris, cette ville immense où s'engouffrent tant de belles exis-
tences et tant de riants avenirs. Placée
dans une maison honnête, Eugénie, in-
fatuée de sa personne, trop occupée de sa
toilette, et habituée à ne rien faire, fut
bientôt forcée d'en sortir. Là, plus de frivolités, plus de ces compliments qui cha-
touillaient si agréablement son orgueil...
Que fit donc depuis l'infortunée jeune
fille? elle fit.... elle fit de ces choses qui
ne se nomment point par le nom qui
leur est propre, mais que tous déjà vous
avez devinées. Dé maisons bien obscures
d'abord, elle passa dans des appartements
princiers; elle eut des meubles somptueux,
tout le confortable que l'on peut imaginer. Hier encore, elle brûlait le pavé dans
une magnifique calèche. Aujourd'hui......
tout a disparu..... La perte de cette beauté
qui lui avait tant valu pour lui faire tant
de mal, est devenu la perte en même temps

de toutes les richesses, de toutes les somp-
tuosités dont on l'entourait. On arrive vite
par un pareil chemin…. Pauvre malheureuse jeune femme, désillusionne-toi donc,
ce n'était pas pour toi que tu voyais bril-
ler tant d'or, c'était pour savourer plus
longtemps tous les délices que la nature
avait placés en toi… Les plaisirs, les fatigues, les enivrements, la maladie ont
vite usé tes charmes ; on n'a plus voulu
de toi, on t'a dédaigneusement délaissée
et tu n'as plus qu'à mourir loin des tiens,
face à face avec tes souffrances et bourrelée par les plus déchirants remords….
On a beau monter haut dans la voie qu'a
parcourue Eugénie, on n'en tombe jamais
qu'au plus bas!!… Triste, triste, bien
triste exemple!….. Puisses-tu au moins
devenir une leçon profitable pour tant de
jeunes personnes que la vanité, le défaut
d'instruction, le manque de surveillance,
la paresse, l'attrait du plaisir et le goût
des frivolités ne manquent jamais de conduire au même but…

« Dis-moi qui tu fréquentes, je te dirai
qui tu es; » on peut ajouter: et je te pré-
dirai ce que tu deviendras. Précieuse ou
pernicieuse vérité qu'ont sanctionnée tous
les siècles passés et que sanctionneront
tous les siècles à venir, elle est de celles
qui sont et demeurent éternelles… Tous,

n'est-ce pas, messieurs, nous avons entendu dire et nombre de fois répéter ces paroles; y avons-nous toujours porté toute
l'attention nécessaire, et tous, en avons-
nous fait la stricte, la rigoureuse application?... Dites-moi, n'est-il arrivé à aucun
d'entre nous de s'être arrêté au moment
où le pied lui glissait sur le bord du gouffre?
et n'avons-nous pas vu tout autour de
nous de bien déchirants exemples qui sai-
gnent encore au cœur de nombreuses familles dont une ou plusieurs en ont fourni
de regrettées, de déplorables victimes?
Que de jeunes gens ont détruit leur santé,
ont traîné, dans les plus horribles souffrances, le reste d'une vie dont ils avaient
si cruellement abusée et qui tenaient les
habitudes énervantes qui les ont tués, de
malheureux camarades qui se sont perdus
en même temps qu'ils avaient corrompu
les infortunes qui succombaient. Que de
jeunes personnes ont été poussées dans la
voie du vice par des amies intimes qu'elles
s'étaient créées et qui, depuis longtemps
déjà, vivaient en secret dans le dérégle-
ment? Que d'adultes, la fréquentation des
buveurs, des joueurs, des débauchés, a
rendus buveurs, joueurs et débauchés
aussi; et des milliers de fois le vol n'est-il
pas né au contact du vol, le crime au
contact du crime? Le bien est contagieux,

chacun le sait; le mal l'est plus encore, peut-être. Toutes les passions, bonnes ou mauvaises, naissent fatalement à côté des passions avec lesquelles elles se trouvent en contact?... Que d'enseignements, messieurs, n'est-il pas possible à chacun de tirer de ces faits? Ils sont si parlants, leur logique est si simple, elle est inévitablement si puissante... Jeunes gens, jeunes personnes, adultes, prenez garde à vous dans le choix que vous faites de vos amis, vous ne serez jamais trop soigneux, trop prudents, trop minutieux dans ce choix. Si vos amis sont bons, humains, de mœurs pures, vous serez bons, humains, de mœurs semblables aux leurs. S'ils sont méchants, joueurs, impudiques, intempérants, vous deviendrez méchants, joueurs, impudiques, intempérants comme eux, vous serez tout ce qu'ils seront... Je n'ajoute point s'ils sont voleurs ou criminels. Il n'y a personne ici qui voudrait même s'entretenir un instant avec de pareils sujets d'horreur et d'abjection.... Je n'insisterai pas davantage, messieurs, tous, vous reconnaissez l'importance du conseil. Je me bornerai au narré que voici; je choisis ce fait au milieu de tant d'autres qui me sont présents: il est plein d'enseignements et il s'est passé sous mes yeux. J'étais bien jeune alors, j'étudiais la médecine à Paris; un jeune homme d'une très-honorable famille y faisait en même temps des études semblables, et déjà il en touchait le terme. Interne dans un hôpital considérable, il faisait l'admiration de ses condisciples et de ses maîtres, quand, hélas! en un clin d'œil, tout pour jamais fut anéanti!...

Julien avait été parfaitement élevé, son instruction morale et religieuse, le sentiment de la dignité humaine qu'il possédait au plus haut degré, tout faisait présager pour lui le plus bel, le plus brillant avenir. Pendant trois ans il aurait pu servir d'exemple et de modèle à tous. Mais au commencement de la quatrième année de son séjour à Paris, en rentrant des vacances, il eut le malheur de rencontrer un de ces jeunes gens aux dehors séduisants et trompeurs, aux habitudes de luxe et de luxure, joueur, intempérant, d'une morale par trop élastique en tous points. D'abord, Julien ne s'aperçut d'aucun des défauts d'Arthur, et ce dernier prit peu à peu le plus grand empire sur Julien... Bientôt le pauvre Julien perdit une à une ses excellentes habitudes d'ordre, de conduite et de travail, et tout cela, en quelque sorte, sans s'en apercevoir. Une première fois, il mit le pied dans un café, dans une salle de spectacle, guidé par son ami Arthur qu'accompagnaient quelques jeunes gens tout aussi dissipés, tout aussi dissolus que lui... Dis-moi qui tu fréquentes..... chacun sait le reste..... Une autre fois, à la suite de ces orgies trop fréquentes aux jeunes gens de cette sorte, Julien connut l'ivresse; il perdit la raison, et ce jeune homme, si bien, si distingué, se vit ravalé plus qu'au-dessous de la brute. Il se promit de ne plus retomber dans la même fange, mais il avait compté sans l'attrait du vice : il recommença, il recommença.... Peu après, en sortant du théâtre, Julien eut la fatalité d'entrer dans une de ces maisons sans nom et sans mœurs où tant d'infortunés se sont perdus corps et biens. Il en sortit avec un de ces souvenirs déchirants que l'on n'oublie jamais. Un soir, après avoir beaucoup lutté, il faut lui rendre cette justice, il pénétra dans un lieu qu'il ne connaissait point encore, et, pressé par ses nouveaux amis, il s'assit à une table toute couverte d'or, et, en quelques coups de roulette, le petit avoir qu'il possédait passa sous le rateau de l'homme noir qui dirigeait le jeu... Il n'avait plus rien, ni ses camarades non plus. Que faire donc? des billets, des lettres de change, répondit Arthur !... Nous jouerons de nouveau, et, comme tant d'autres, nous serons plus heureux..

Julien est mineur, il sera l'endosseur, et viendrions-nous même à perdre, tant pis pour le prêteur, il ne pourrait rien contre Julien. Mais la justice, dépravés jeunes gens! la justice peut contre le faussaire : le bagne est là, tout grand ouvert pour lui... On était au café, on ne voyait plus qu'à travers les épaisses fumées de tous les alcooliques que l'on avait bus : Julien signa les faux effets... Malheureux enfant, te voilà donc faussaire !... Que de malheurs la rencontre , la compagnie d'Arthur ont amoncelés sur ta tête !... tu es perdu!... On joua de nouveau, on gagna d'abord, on perdit ensuite, si bien qu'au bout d'un mois tout était englouti. Mais Julien venait de recevoir de son père une somme de 200 fr. dont il avait besoin pour un examen qu'il lui fallait subir. La fatalité voulut qu'Arthur fut présent quand son ami reçut la lettre si désirée, et le soir même, les deux cents francs étaient enfouis dans le même lieu. Julien fut au comble du désespoir... Des pensées de suicide lui traversèrent la tête durant les longues heures d'insomnies de la mortelle nuit qu'il passa. Il les éloigna d'abord, mais jamais il ne pourrait supporter la vue de son père: la mort seule pourrait mettre un terme aux maux affreux qui étaient nés de si horribles déréglements ;

Julien ne s'appartenait plus, sa pauvre tête ne roulait plus que sur des idées sans suite, il ne voyait plus rien que l'affreux précipice qui venait de s'ouvrir sous ses pas. Il était dix heures du matin : un jeune malade, auquel on allait pratiquer l'amputation de la cuisse, était sur la table, et l'opérateur tout à côté de lui; mais l'interne avait oublié dans sa chambre les instruments et l'appareil qui devaient être là... Il courut les chercher, il ne revint pas... On l'appela, point de réponse! Julien venait de s'ouvrir l'artère crurale. Il baignait dans son sang, et quand on pénétra près de lui, un dernier mot s'échappa de ses lèvres décolorées: « Pardon, mon Dieu!... Pardon mon père!... Ah ! malheureux Arthur...

**

L'oisiveté est la mère de tous les vices, et, bien souvent aussi, c'est de son sein, si déplorablement fécond, que naissent les plus affreux de tous les crimes!..Vous vous rappelez, messieurs, les trois grands criminels dont vous avez vu rouler les têtes, au même moment, à la même place, à la place où, un demi-siècle auparavant, des misérables de la même famille avaient également expié leurs forfaits... Eh bien ! suivons pour un instant l'un

de ces trois derniers criminels, le plus
jeune, ce malheureux jeune homme, si
beau, à l'air si doux, auquel on s'intéres-
sait presque, malgré le crime horrible
qui l'amenait à l'échafaud... La vie de ce
misérable est la reproduction comme tex-
tuelle de l'existence de tous les sujets du
même genre : toujours et partout ces individus semblent la copie du même type,
ils sont tous pareils...

Ce jeune homme fut élevé à faire tout ce
qu'il voulût, à suivre tous ses caprices, tous
ses penchants, toutes ses inspirations... il
était sale, nu-tête, nu-pieds, tout dégue-
nillé ; il mendiait pour se nourrir et pour
nourrir en même temps une mère oisive,
acariâtre, méchante, intempérante, dis-
solue... Et en apprenant à vivre du pain
de l'aumône, il apprit en même temps,
d'enfants comme lui, mais plus vieux
que lui dans le métier, une foule de ces
mauvaises, de ces dangereuses et fatales
choses toujours inséparables de la terrible lèpre de la mendicité : la paresse,
la grossièreté, le mensonge, la débauche,
les premiers éléments de tous les genres
de vices... Il grandit, tous les défauts,
toutes les détestables passions qui avaient
germé en lui, se développèrent en même
temps. Il devint ivrogne, impudique,
dépravé, joueur, voleur, assassin !!... Je

laisse de côté ses ruses, ses colères, ses haines, ses calomnies et bien d'autres perversités encore... tout cela fait partie du cortège qui, pas à pas, suit sans cesse les oisifs... Vous le voyez une fois de plus, mes bons amis, l'oisiveté est une bien mauvaise, une bien pernicieuse institutrice dont chacun doit bien se garder, et qu'il faudrait pouvoir pour jamais bannir des familles ; de toutes les sociétés... Elle ne mène pas toujours à l'échafaud, c'est vrai ; mais elle ne manque jamais d'avoir pour compagnes intimes, inséparables, les plus odieuses passions, les vices les plus dégradants, les maladies les plus dépopulatrices, la misère la plus absolue : toutes choses assurément, qui sont loin de donner le bonheur et de conduire à la longévité...

*
* *

Déjà, mes chers amis, je vous vous ai démontré bien des fois l'indispensabilité d'une bonne éducation pour les enfants ; il vient de se passer sous les yeux de plusieurs d'entre nous, un fait qui, s'ajoutant à des milliers de faits semblables, devient une nouvelle preuve de l'insigne malheur que l'on a de négliger, comme beaucoup trop le font, ce point de conduite d'une si haute importance.

Joséphine V .., belle jeune fille de vingt ans, à la figure douce, au regard timide, aux manières gracieuses, au port élégant, était sur le banc d'une cour d'assises, sous l'inculpation de vol et d'incendie... Rien dans cette infortunée jeune personne ne dénotait qu'elle fût capable de pareilles actions... Joséphine avait été élevée à faire toutes ses volontés, à suivre tous ses penchants. Toujours la faiblesse de sa mère eut le dessous en présence de ce que voulût et de ce fît sa fille... Toute jeune, Joséphine déroba des joujoux, des poupées, des chiffons à de petites camarades, elle alla, comme tant d'autres, marauder quelques fruits dans les jardins; sa mère, loin de la réprimander, riait avec elle de ce qu'elle appelait *des espiègleries...* Joséphine aimait à dominer toujours et partout, chacune de ses compagnes s'était habituée à céder à ses moindres désirs... Plus vieille, Joséphine fut la mieux mise de son pays, la tendresse de sa mère pliait à toute sa vanité. Joséphine devint hautaine, méchante, haineuse, vindicative; loin de la réprimer dans ces mauvais vices, de les déraciner à leur début, alors qu'il en était temps encore, sa mère l'applaudissait dans les petites méchancetés, les petites vengeances mêmes qu'elle exerçait... Le

goût de la toilette et des frivolités, lui
vint, qui amena de très-bonne heure
l'envie de plaire et le besoin des plaisirs;
Joséphine dansa bien jeune, Joséphine
ne manquait aucune fête; Joséphine eut des
adorateurs; Joséphine rentrait constamment au logis la dernière, et à des heures,
à des heures qui finirent par la perdre...
Bientôt elle n'eut plus pour compagnes que
ce qu'il y avait de plus dissipé, de plus
dissolu, j'allais dire de plus débauché;
la société des jeunes filles vertueuses,
elle la prit en horreur.... Une nuit
de fête, à l'insu de sa mère, Joséphine reçut un jeune homme dans...
sa chambre; tout fut au comble dès ce
jour...., le goût croissant de la toilette,
le goût croissant des plaisirs, la vie de
plus en plus désordonnée de Joséphine,
ses désirs incessants de jouissances nouvelles en firent bientôt une voleuse: elle
vola des bijoux!.... et, bien peu de temps
après, la vengeance arma sa main d'une
torche incendiaire; elle ruina par les
flammes un honnête fermier dont la fille
lui semblait sa rivale!.... A la lecture de
l'arrêt qui la condamnait à 10 ans de
bagne, Joséphine au désespoir devint
furieuse, s'éleva en imprécations contre
sa mère, qu'elle accusait d'être la cause
de toute cette inconduite, de cette série

de méfaits, du crime affreux qui la me-
naient au bagne, et qui, sans l'indul-
gence de ses juges, eût fait rouler sa tête
sur l'échafaud...Dans sa fureur, Joséphine
voulut s'élancer de son banc... sans la
main d'un gendarme, elle se ruait sur sa
mère !... Elle retomba sur le banc en
lançant contre celle-ci toute sa malédic-
tion.... Maudire sa mère !... Oh ! la malheureuse !... elle mit en ce moment le
comble à tous ses forfaits... Un murmure,
terrible, accablant, s'éleva contre elle de
l'auditoire tout entier qui la maudissait
à son tour.... Le président prit alors la
parole, et, au milieu du plus profond, du
plus religieux silence, il adressa à la
misérable, les quelques mots , les
les quelques exhortations que voici :
Joséphine, vous venez de mettre la
dernière main à vos affreuses perver,
sités, vous venez de maudire votre mère ฺ
et, vous l'eussiez frappée, défigurée, as-
sassinée, peut-être, si cela eut été à votre
exécrable disposition !... Fille dénaturée !
Vous avez donc oublié qu'une mère est
après Dieu ce qu'il y a de plus sacré dans le
monde? Vous avez donc oublié toutes les
sollicitudes, tous les tourments, toutes
les peines, toutes les veilles, les sacri-
fices de tous les genres dont vous avez
été l'incessant objet?... Vous ne savez

donc plus que vous êtes à jamais rede-
vable de tout cela à votre mère, à cette
mère que vous devez aimer du plus
profond de votre cœur, même dans les
faiblesses que vous lui reprochez... Ces
faiblesses, dites-moi, n'était-ce point
encore de l'amour pour vous?... Joséphine, déplorez vos torts, revenez à
des sentiments plus dignes, expiez les
crimes qui vous ont amenée devant nous,
réhabilitez-vous, revenez meilleure au
milieu de vos concitoyens, et rachetez par
une conduite exemplaire, tout un passé
qui vous avait perdu : Dieu, votre mère et
les hommes, auront pitié de vous, vous
pardonneront.

A quelque temps de là, au jour du dé-
part de la chaîne, une vieille femme tout
en pleurs se présentait au guichet de la
prison, elle voulait une dernière fois voir
sa fille; on lui ouvrit, et bientôt les deux
désolées créatures se trouvèrent en présence... Joséphine se jeta dans les bras de
sa mère et la malheureuse mère dans les
bras de sa fille. Pardon! pardon ma mère!..
J'ai été bien cruelle, bien coupable envers
vous, pardon, je vous en supplie ! et des
torrents de larmes inondèrent les joues
des deux infortunées qui s'étreignaient
de leurs bras convulsés... — Ma pauvre
fille, exclama la mère, c'est moi plutôt

qui dois implorer ton pardon ; sans ma faiblesse, sans mon incurie, mon manque de surveillance, sans mon aveugle amour, tu ne serais pas là... Pardon, pardon... Viens dans mes bras, viens sur mon sein une dernière fois, nous ne nous reverrons plus! Je suis vieille, malade, toute cassée, et bientôt, je le sens, je serai devant Dieu. Quand tu reviendras ma Joséphine, quand tu reviendras, ah! je t'en conjure, promets-le moi, ta première visite sera pour ta malheureuse mère, agenouillée sur le tertre qui me dérobera à tes yeux, je sentirai tes larmes, elles tomberont jusque sur mon cœur... Tu viendras, tu viendras, tu me le promets, n'est-ce pas? Joséphine sanglotait, n'y tenait plus, la pauvre mère était aux abois... Joséphine, dit encore cette dernière, un jour peut-être tu seras épouse et mère, garde-toi de faire ce que j'ai fait; ah! sois véritablement mère, toi, sois mère tout autrement que je ne l'ai été. Sans cesse, efforce-toi par tes paroles, surtout par ton exemple, de faire naître, croître et progresser les sentiments les plus purs, les plus sacrés dans le cœur de tes enfants: la bonté, la probité, l'honneur, la vertu, tout ce qui peut mener au bien. Par contre, si tu t'aperçois un jour de quelque penchant au mal, de quelque vice naissant, hâte-toi de le détruire, ne

le laisse point grandir, il résisterait à
tout ce que tu pourrais faire plus tard...
Quand un gland pousse ses premières racines, sa première tige, ses premières
feuilles, l'action de deux doigts seulement
suffit pour l'enlever de la terre où il a crû.
Qu'on le laisse devenir un gros chêne, les
efforts réunis de cent hommes ne l'ébran-
leront même pas, il restera debout, im-
mobile... La cognée seule peut amener sa
chute, mais la cognée, tu le sais, c'est la
mort..... Que tes yeux donc restent
incessamment ouverts sur tes enfants
et que ton cœur ne faiblisse jamais.

Si ton fils, si ta fille aiment les plaisirs, sois toujours avec eux, ne les
quitte pas un seul instant; s'ils se créent
quelques dangereux amis, ah! coupe court
de suite à de si pernicieuses liaisons, elles
ne pourraient les conduire qu'à leur perte.
Si jamais dans leurs jeux, dans leurs en-
fantines convoitises, ils dérobaient quelque joujoux, quelques fruits, un objet
quelconque, que bien vite tout cela soit
reporté, soit rendu... Si jamais ils deve-
naient haineux, emportés, méchants,
s'ils exerçaient quelque vengeance, si
petite même puisse-t-elle être, oh!... —
Assez, assez, ma mère, n'achevez point,
n'achevez point.... Et les deux femmes
retombèrent dans les bras l'une de l'autre

immobiles, noyées dans les pleurs les plus amers, les plus brûlants. La voiture cellulaire vint mettre un terme à cette scène déchirante!... Joséphine partit, la malheureuse mère s'affaissa sur elle-même, froide, glacée; on la crut morte, mais elle revint peu à peu pour souffrir, pour prier et pour expier à son tour...

***

Je ne pousserai pas plus loin ces quelques faits qu'il me serait bien facile, du reste, de multiplier. Il y en a un si grand nombre de même nature, et partout. Je vous laisse ce soin, messieurs ; je serai heureux si j'ai pu vous inspirer le goût de devenir des penseurs, des observateurs à votre tour, et de vous faire mettre vous-mêmes la dernière main à une œuvre qui aurait eu besoin de vieillir, de mûrir, et que j'ai esquissée à trop grands traits. Un mot encore et je déposerai la plume :

Parmi les causes qui s'opposent à la longévité de l'homme, il en est une assurément qu'on peut placer au premier rang: l'ivrognerie, sur laquelle déjà, dans le *Buveur*, j'ai appelé l'attention de tous, et dont aussi je vous ai dit quelques mots dans les présentes causeries. Tournez vos regards tout autour de vous, faites appel à vos souvenirs, interrogez les faits

renfermés dans les journaux et vous ver-
rez combien est malheureusement juste
la proposition que je viens d'avancer.

Ici, vous voyez le buveur dissipant peu
à peu tout ce qu'il possède, se vautrant
dans tous les genres de vices, arriver à la
misère, au plus affreux dénûment, entraî-
nant dans le gouffre femmes, enfants,
tout... Là, vous le voyez se livrant au vol,
devenir criminel, vous le voyez traqué
par les gendarmes, poursuivi par les lois,
finir sa vie dans une prison, voire même
au bagne ou sur un échafaud!.. Plus loin,
et quelque soit le rang social qu'il occupe,
on le retrouve sur un lit ou sur un grabat
de souffrances; la maladie dont il est atteint, peu grave d'abord, marche de complications en complications, malgré tous
les efforts de la science, et la mort le frappe,
bien que fort et très-jeune encore. Son
organisme, saturé d'alcool, si je puis ainsi
m'exprimer, devait sombrer sous la vio-
lence du poison ; un autre demande au
suicide un terme à ses souffrances, à sa
misère, à tous les maux que son odieuse
passion fait retentir sur les siens. L'ivrognerie c'est la plus grande plaie de notre
époque, c'est un ulcère sordide qui ronge
au cœur les individus, les familles, les
sociétés, qui étend ses ravages jusque
dans l'avenir des générations... Il est

temps que les administrations, que les gouvernements , que les populations elles-mêmes fassent de suprêmes efforts pour la destruction de l'hydre à cent têtes à laquelle, en terminant, je porte un nouveau coup... C'est mon dernier mot, messieurs.

Rollot , 20 juin 1869.

FIN.

TABLE DES MATIÈRES.

ERRATA.

Page 5, ligne 5, et, lisez ou.
— 7 — 31, arrondissement, dont, lisez arrondissement, j'ai.
— 8 — 27, suivant, lisez selon.
— 18 — 2, géalogie, lisez géologie.
— 19 — 9, cassé, lisez félé.
— 20 — 3, donne, lisez donnent.
— 26 — 30, l'une des, lisez: les.
— 41 — 10, pour les, lisez aux.
— 53 — 30, haleur, lisez chaleur.
— 55 — 30, la, lisez les.
— 56 — 20, le, lisez des.
— 56 — 21, après ouvriers ajoutez : de certaines professions.
— 56 — 21, ponce, ai-je besoin d'ajouter, lisez est-il nécessaire d'ajouter.
— 57 — 25, propre au décrassement de la peau, lisez à son décrassement.
— 58 — 28, développer , lisez se développer.
— 62 — 16, bronchites, lisez branchies.
— 90 — 20, l'hidretimètre, lisez l'hydrotimètre.
— 94 — 20, des, lisez les.
— 95 — 11, d'ajouter à l'eau, lisez d'ajouter par litre à l'eau.
— 100 — 11, altitude lisez attitude.
— 100 — 23 (Solente), lisez (Salente).
— 101 — 3, donc aussi, lisez: donc.
— 110 — 30, chose bien fâcheuse , lisez chose fâcheuse.
— 111 — 11, depu i, lisez depuis.

Page 124 ligne 11, ouir, lisez jouir.
— 132 — 7, tous, lisez toutes.
— 132 — 8, placés, lisez placées.
— 138 — 2, que sur, lisez que des.
— 138 — 17, ah! lisez: oh!
— 140 — 7, une bien pernicieuse, lisez: une pernicieuse.
— 144 — 14, perdu, lisez perdue.
— 144 — 20, voir, lisez revoir.

Montdidier (Somme). — Typ. Mérot.

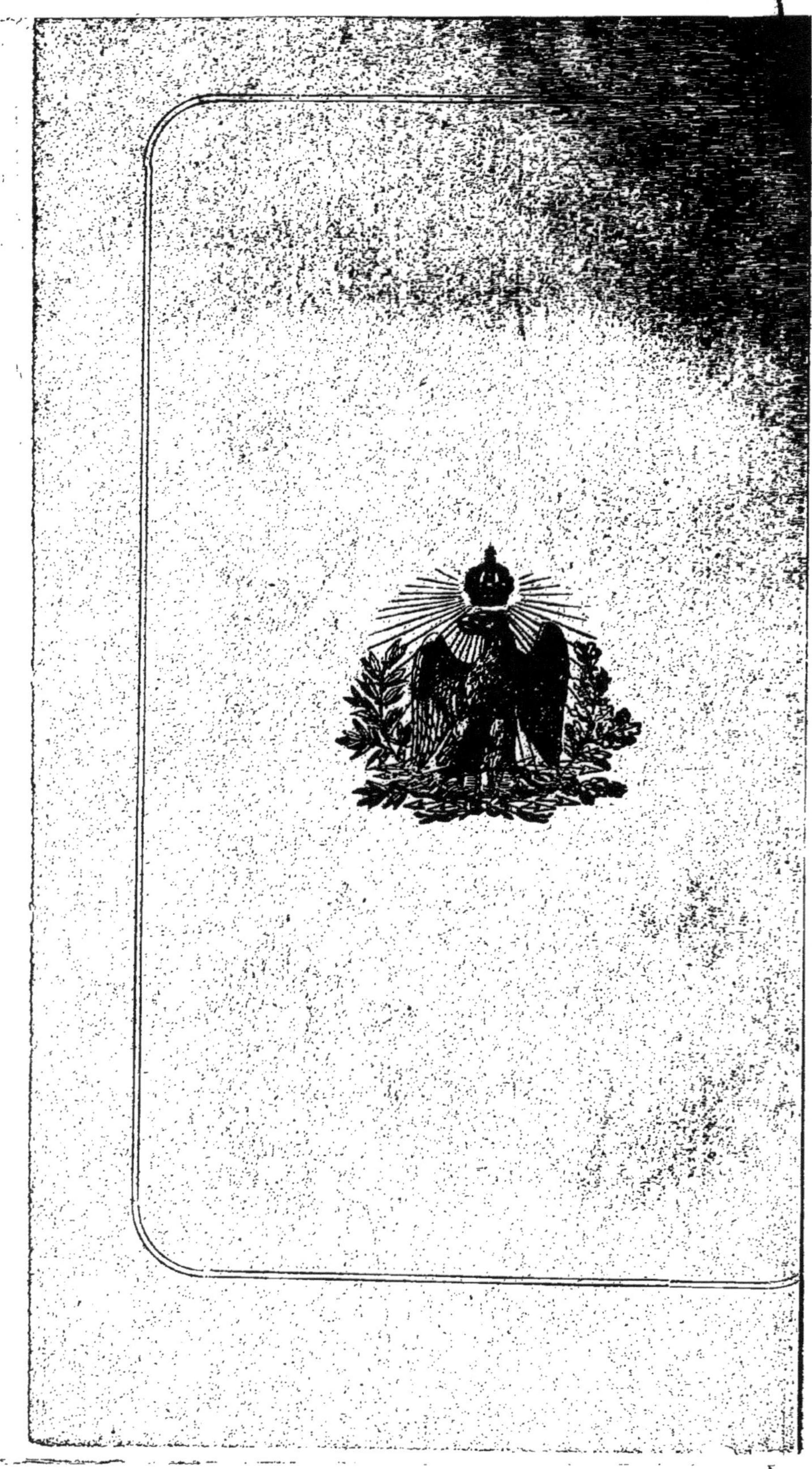

www.ingramcontent.com/pod-product-compliance
Ingram Content Group UK Ltd.
Pitfield, Milton Keynes, MK11 3LW, UK
UKHW022228120726
13694UKWH00002B/756